中医歌诀白话解丛书

针灸经络腧穴歌诀白话解

第 3 版

北京中医药大学

谷世喆　侯中伟　肖敏佳　任秀君　齐立洁　编　著

人民卫生出版社

图书在版编目（CIP）数据

针灸经络腧穴歌诀白话解 / 谷世喆等编著. —3 版.
—北京：人民卫生出版社，2013
（中医歌诀白话解丛书）
ISBN 978-7-117-17056-7

Ⅰ. ①针… Ⅱ. ①谷… Ⅲ. ①针灸疗法 - 经络②针灸
疗法 - 穴位 Ⅳ. ①R224

中国版本图书馆 CIP 数据核字（2013）第 040459 号

人卫智网　**www.ipmph.com**　医学教育、学术、考试、健康，
　　　　　　　　　　　　　　　购书智慧智能综合服务平台
人卫官网　**www.pmph.com**　人卫官方资讯发布平台

版权所有，侵权必究！

中医歌诀白话解丛书
针灸经络腧穴歌诀白话解
第 3 版

编　　著：谷世喆　侯中伟　肖敏佳　任秀君　齐立洁
出版发行：人民卫生出版社（中继线 010-59780011）
地　　址：北京市朝阳区潘家园南里 19 号
邮　　编：100021
E - mail：pmph @ pmph.com
购书热线：010-59787592　010-59787584　010-65264830
印　　刷：北京铭成印刷有限公司
经　　销：新华书店
开　　本：850 × 1168　1/32　印张：7.5
字　　数：223 千字
版　　次：1999 年 12 月第 1 版　2013 年 6 月第 3 版
　　　　　2023 年 1 月第 3 版第 8 次印刷（总第 18 次印刷）
标准书号：ISBN 978-7-117-17056-7
定　　价：19.00 元
打击盗版举报电话：010-59787491　E-mail：WQ @ pmph.com
质量问题联系电话：010-59787234　E-mail：zhiliang @ pmph.com

第3版前言

中国传统医学中的针灸学，源远流长，因其简、便、廉、验受到医生和患者的欢迎。世界卫生组织确定针灸可治疗6大类43种病证，实际临床应用更为广泛。现今针灸已遍布全世界，成为世界医学的一部分，正方兴未艾。

由人民卫生出版社出版的《针灸经络腧穴歌诀白话解》已经有两个版本，十数年间，深受广大针灸爱好者、各级针灸推拿医师、各层次针推院校学生的欢迎，网上声誉也颇佳，普遍反映北京中医药大学针灸学院广泛收集的古今针灸歌赋，较之其他歌赋具有系统性、科学性、实用性和创新性，不完全泥古而是传统与现代相结合，利于读者学习、掌握、应用。

应该指出，针灸歌赋是历代针灸家智慧的结晶，与药性赋、汤头歌诀、脉诀等一样是中医教学和临床别具特色的重要组成部分，其中还保存了很多著名医学家的学术特点，值得我们挖掘和学习。因为歌诀和歌赋言简意赅、内容突出、朗朗上口又便于记忆，所以传播很广。历来学习针灸者都要背诵许多歌赋，掌握以后指导临床，得心应手，十分方便。历代歌赋都有增删变化，本版歌诀反映了1989年"国际标准十四经命名"和2006年我国颁布的最新国家经穴标准的变化内容，如原属于经外奇穴的印堂穴已经划归督脉，这样理论与实践结合得更好，对教学和学术统一作用很大。但是从清代李学川《针灸逢源》（1817年）确定的经穴数目就从361穴增加到现今的362穴，这是针灸学的大事，应该特别重视和彰显出来。

本书按内容分经络腧穴歌、刺法灸法歌赋、针灸治疗歌赋和流注针法歌赋四部分，总计53首。本次修订在原版基础上增加了对古病名及病候的注释，并新增"十二经本一脉歌"，"十四经循行、主病歌"，"奇经八脉周身交会歌"，"杂病穴法歌"4部歌赋，并对"难经五输穴主治歌"内容进行增补，使之更适应教学和临床的需要。

全书详略得当，通俗易懂，经络腧穴理论更加完整系统，对临床的指导作用更强。经常反复诵读本书，就会得到书读百遍，其义自现的效果，使你的学问上一个台阶。

在本书的编写过程中，虽然我们进行了认真的审校，但疏漏之处可能仍有，敬希同道提出宝贵意见以便修正。

编者

2013 年 2 月

目　录

第一部分　经络腧穴歌

1. 手足十二经所属歌

【出处】 选自《医宗金鉴》，清代吴谦等主编。该书是清乾隆年间编撰的大型医学丛书，内容丰富、考订翔实、切于实际、易学易用。

【歌诀】 五脏六腑共包络，手足所属三阴阳，
　　　　　太阴足脾手肺脏，阳明足胃手大肠，
　　　　　少阴足肾手心脏，太阳足膀手小肠，
　　　　　厥阴足肝手包络，少阳足胆手焦当。

【白话解】 五脏六腑和心包的经脉，分属手三阴三阳及足三阴三阳。足太阴是脾经，手太阴是肺经。足阳明是胃经，手阳明是大肠经。足少阴是肾经，手少阴是心经。足太阳是膀胱经，手太阳是小肠经。足厥阴是肝经，手厥阴是心包经。足少阳是胆经，手少阳是三焦经。

2. 十二经气血多少歌

【出处】 选自《针灸大全》，明代徐凤编撰。此书是综合性针灸书，可参考用于补泻手法。

【歌诀】 多气多血经须记，大肠手经足经胃。
　　　　　少血多气有六经，三焦胆肾心脾肺。
　　　　　多血少气心包络，膀胱小肠肝所异。

【白话解】 手阳明大肠经、足阳明胃经多气多血应记住。少血多气的有六条经，即手少阳三焦经、足少阳胆经、手少阴心

经、足少阴肾经、手太阴肺经和足太阴脾经。多血少气的有四条经，即手太阳小肠经、足太阳膀胱经、手厥阴心包经和足厥阴肝经。

临床可根据各经气血多少，选用不同的补泻手法、针刺浅深、留针时间、艾灸壮数。

3. 十二经营气流注顺序歌

【出处】 选自《类经图翼》，明代张介宾撰。此书广泛收集文献和资料，有一定参考价值。本歌应掌握。

【歌诀】 肺大胃脾心小肠，膀肾包焦胆肝续；
　　　　 手阴脏手阳手头，足阴足腹阳头足。

【白话解】 十二经脉营气运行或称气血流注的顺序是：起于肺经，顺序流注大肠经、胃经、脾经、心经、小肠经、膀胱经、肾经、心包经、三焦经、胆经、肝经，复回肺经。手三阴经由脏走手，手三阳经由手走头，足三阴经由足走腹，足三阳经由头走足。

4. 十二经脉歌

【出处】 本歌选自《针灸聚英》，又名《针灸聚英发挥》，明代高武撰。此书汇集了明以前各家针灸学说之精华，并提出了作者的学术见解。有参考价值。

（1）肺经

【歌诀】 手太阴肺中焦生，下络大肠出贲门，
　　　　 上膈属肺从肺系①，系横出腋臑②中行。
　　　　 肘臂寸口上鱼际，大指内侧爪甲根。
　　　　 支络还从腕后出，接次指属阳明经。
　　　　 此经多气而少血，是动则病③喘与咳，

肺胀彭彭缺盆痛，两手交瞀为臂厥。
所生病者④为气嗽，喘渴烦心胸满结，
臑臂之内前廉痛，小便频数掌中热。
气虚肩背痛而寒，气盛亦疼风汗出，
欠伸少气不足息，遗矢无度溺色赤。

【注释】 ①肺系：与肺相连系的气管。

②臑：上臂肘至腋部分，外侧称外，内侧称内。

③是动则病：指本经经气有异常变化而产生的病症。

④所生病者：指本经经穴能主治的病症。

【白话解】

手太阴肺中焦生，下络大肠出贲门，
上膈属肺从肺系，系横出腋臑中行。
肘臂寸口上鱼际，大指内侧爪甲根。
支络还从腕后出，接次指属阳明经。

手太阴肺经起于中焦，向下联络大肠，返还向上到胃上口贲门处，穿过横膈隶属于肺，然后上沿着气管到咽喉部，横折走至腋下，行于上臂内侧前缘肌沟中，至肘窝尺泽部，再行于前臂内侧桡骨下缘至寸口动脉搏动处，经过鱼际抵达拇指桡侧指甲根少商穴。其支脉从腕后列缺分出，在食指端商阳穴联系手阳明大肠经。

此经多气而少血，是动则病喘与咳，
肺胀彭彭缺盆痛，两手交瞀为臂厥。

手太阴肺经多气少血，经气有异常变化就会病咳、喘、肺胀满，甚至锁骨上窝（缺盆）部疼痛，喘咳重，强迫坐位，两手交叉于胸前，两目视物不清。这种病称臂厥，是本经经气厥逆。

所生病者为气嗽，喘渴烦心胸满结，
臑臂之内前廉痛，小便频数掌中热。
气虚肩背痛而寒，气盛亦疼风汗出，
欠伸少气不足息，遗矢无度溺色赤。

本经腧穴主治的病症包括气喘、咳嗽、渴、烦心、胸中胀满不舒、循经所过上前臂内侧（廉）前边疼痛、小便频数、掌心发热。还包括肺气虚的肩背痛、恶寒、呵欠、少气喘息、小便多，或是实证的肩背痛、有汗恶风、尿黄赤。

（2）大肠经

【歌诀】　阳明之脉手大肠，次指内侧起商阳，
　　　　　　循指上廉出合谷，两筋歧骨循臂肪。
　　　　　　入肘外廉循臑外，肩端前廉柱骨旁，
　　　　　　从肩下入缺盆内，络肺下膈属大肠。
　　　　　　支从缺盆直上颈，斜贯颊前下齿当，
　　　　　　环出人中交左右，上夹鼻孔注迎香。
　　　　　　此经气盛血亦盛，是动颐①肿并齿痛。
　　　　　　所生病者为鼽②衄，目黄口干喉痹生，
　　　　　　大指次指难为用，肩前臑外痛相仍。
　　　　　　气有余兮脉热肿，虚则寒栗病偏增。

【注释】　①颐：即颧部。
　　　　　　②鼽（qiú）：即鼻炎。

【白话解】

阳明之脉手大肠，次指内侧起商阳，
循指上廉出合谷，两筋歧骨循臂肪。

手阳明大肠经起于食指指甲桡侧角商阳穴，沿食指桡侧缘至合谷，经两筋凹陷处阳溪向上循臂外上至肘。

入肘外廉循臑外，肩端前廉柱骨旁，
从肩下入缺盆内，络肺下膈属大肠。

经肘外侧曲池向上循上臂（臑）外侧上肩前（肩髃）向后进入颈椎下大椎穴，回过来经过缺盆进入胸腔络于肺，穿过膈肌属于大肠。

支从缺盆直上颈，斜贯颊前下齿当，
环出人中交左右，上夹鼻孔注迎香。

支脉从缺盆向上经过颈、颊部进入下齿中，回还出来左右两脉

交会于人中，再向上夹于鼻孔，止于迎香穴。

此经气盛血亦盛，是动颈肿并齿痛。

本经多气多血，经气有异常变动就会出现颈部肿痛和牙痛。颐为颧部，本处依《针灸学》教材改为颈肿。

所生病者为鼽衄，目黄口干喉痹生，

大指次指难为用，肩前臑外痛相仍。

气有余兮脉热肿，虚则寒栗病偏增。

本经腧穴主治鼻塞流涕、鼻出血、目昏黄、口干、咽喉肿痛、手指屈伸不利，以及经脉所过的肩前部上臂外侧疼痛。实证的还可有经脉经过部位肿胀发热，虚证还可出现恶寒战栗。

（3）胃经

【歌诀】 胃足阳明交鼻起，下循鼻外入上齿，

还出挟口绕承浆，颐①后大迎颊车里，

耳前发际至额颅。支下人迎缺盆底，

下膈入胃络脾宫。直者缺盆下乳内，

一支幽门循腹中，下行直合气冲逢。

遂由髀关抵膝膑，胻②跗③中趾内间同。

一支下膝注三里，前出中趾外间通。

一支别走足跗趾，大趾之端经尽已。

此经多气复多血，是动欠伸面颜黑，

悽悽恶寒畏见人，忽闻木音心惊惕，

登高而歌弃衣走，甚则腹胀及赍④响，

凡此诸疾皆骭⑤厥，所生病者为狂疟，

温淫汗出鼻流血，口喎唇紧又喉痹，

膝膑疼痛腹胀结，胸膺⑥伏兔胻外廉，

足跗中趾俱痛彻，有余消谷溺色黄，

不足身前寒振栗，胃房胀满食不消，

气盛身前皆有热。

【注释】 ①颐：颏的上方，口角的外下方和腮的前下方部位。

②胻：胫骨。

③跗：足背。

④贲：横膈。贲响即肠鸣。

⑤骭：胫骨。骭厥为足阳明经气厥逆。

⑥膺：胸乳以上部位。

【白话解】

胃足阳明交鼻起，下循鼻外入上齿，

还出挟口绕承浆，颐后大迎颊车里，

耳前发际至额颅。

足阳明胃经起于鼻旁迎香，上至鼻根在睛明与手足太阳交会后，沿鼻外下行入上齿中，左右两支挟口环唇交于承浆，反折至颐部大迎、颊车，向上经过耳前发际至额部头维，并与督脉相交于神庭。

支下人迎缺盆底，下膈入胃络脾宫。

直者缺盆下乳内，一支幽门循腹中，

下行直合气冲逢。

分支从人迎循颈部下入缺盆，进入体腔内穿过膈肌属于胃络于脾，经胃下口幽门向下循腹内至气冲穴。在缺盆还有一条直行的分支经过乳头向下挟脐至气冲穴与内行支合为一支。

遂由髀关抵膝膑，胻跗中趾内间同。

合并的经脉直行于大腿前面过髀关，过膝关节髌骨外缘、胫骨（胻骨）外侧，经足背，直出足中趾内间（实出次趾外间厉兑穴）。

一支下膝注三里，前出中趾外间通。

一支别走足跗趾，大趾之端经尽已。

直行脉在足三里处出一分支，向下至足中趾外侧。在足背冲阳处又出一分支，入踇趾尖端将脉气与脾经（隐白）相接。

此经多气复多血，是动欠伸面颜黑，

悽悽恶寒畏见人，忽闻木音心惊惕，

登高而歌弃衣走，甚则腹胀及贲响，

凡此诸疾皆骭厥。

本经多气多血，经气有了异常变化会出现面色黑，呵欠伸腰，恶寒发抖，厌恶见人，听到制作、敲打木质器具的响声就心中惊悸害怕；或者发狂上房高歌，弃衣乱走，腹胀，肠鸣呃逆等，这些症状都是因本经足胫部气血逆乱所致，又称骭厥。

所生病者为狂疟，温淫汗出鼻流血，
口喎唇紧又喉痹，膝膑疼痛腹胀结，
胸膺伏兔胻外廉，足跗中趾俱痛彻，
有余消谷溺色黄，不足身前寒振栗，
胃房胀满食不消，气盛身前皆有热。

本经经穴能主治躁狂、疟疾、温热病、自汗出、鼻衄、口眼喎斜、唇生疱疹、咽喉肿痛；经脉循行经过部位的胸膺、气冲部、大腿前部、膝关节部、小腿外侧、足背和足中趾的疼痛，活动不利；邪气盛的消谷善饥、尿黄、身前发热症、腹胀便闭症；正气虚的胃胀满、消化不良症、身前发寒战栗症。

（4）脾经

【歌诀】 太阴脾起足大趾，上循内侧白肉际，
核骨之后内踝前，上腨①循胻胫膝里，
股内前廉入腹中，属脾络胃与膈通，
挟喉连舌散舌下，支络从胃注心宫。
此经气盛而血衰，是动其病气所为，
食入即吐胃脘痛，更兼身体重难移，
腹胀善噫舌本强，得后与气快然衰。
所生病者舌亦痛，体重不食亦如之，
烦心心下仍急痛，泄水溏瘕寒疟随，
不卧强立股膝肿，疸发身黄大趾痿。

【注释】 ①腨：小腿后部肌肉。

【白话解】

太阴脾起足大趾，上循内侧白肉际，
核骨之后内踝前，上腨循胻胫膝里，
股内前廉入腹中，属脾络胃与膈通，

挟喉连舌散舌下，支络从胃注心宫。

足太阴脾经起于跗趾隐白，沿赤白肉际，过第一跖骨小头（核骨），经内踝前，上小腿内侧胫骨后缘至膝内侧阴陵泉，再向上沿大腿内侧前缘进入腹中，属于脾络于胃，再向上过膈挟食管至舌根部，散布于舌下。另一分支从胃过膈注入心中。

此经气盛而血衰，是动其病气所为，
食入即吐胃脘痛，更兼身体重难移，
腹胀善噫舌本强，得后与气快然衰。

本经多气少血，经气有异常变化就会产生舌根部强硬，食入即吐，胃脘部疼痛、腹胀、嗳气，身体沉重，如能大便和矢气则身体舒适。

所生病者舌亦痛，体重不食亦如之，
烦心心下仍急痛，泄水溏瘕寒疟随，
不卧强立股膝肿，疸发身黄大趾痿。

本经经穴主治舌痛、身体困重、食少、心胸烦闷、胃脘急痛、便泄溏薄、腹部痞块、疟疾、黄疸、睡不好觉、强站立则大腿膝关节肿，以及跗趾活动不利等症。

（5）心经

【歌诀】手少阴脉起心中，下膈直与小肠通，
　　　　支者还从心系走，直上喉咙系目瞳。
　　　　直者上肺出腋下，臑后肘内少海从，
　　　　臂内后廉抵掌中，锐骨之端注少冲。
　　　　多气少血属此经，是动心脾痛难任，
　　　　渴欲饮水咽干燥。所生胁痛目如金，
　　　　臑臂之内后廉痛，掌中有热向经寻。

【白话解】

手少阴脉起心中，下膈直与小肠通，
支者还从心系走，直上喉咙系目瞳。

手少阴心经起于心中，穿过膈肌向下络于小肠。一条分支从心系（联系心的大血管）分出，向上循气管咽喉连接于目后眼系（眼

后与脑连系的组织）。

直者上肺出腋下，臑后肘内少海从，
臂内后廉抵掌中，锐骨之端注少冲。

直行的外行线从心系，经肺横出腋下极泉穴处，循上臂内侧后缘至肘部少海穴，向下经前臂内侧后缘抵手掌中，循小指桡侧至少冲穴。锐骨此处指豌豆骨。

多气少血属此经，是动心脾痛难任，
渴欲饮水咽干燥。

本经多气少血，经气有异常变化就会产生心痛、咽干、渴而欲饮水的病症。

所生胁痛目如金，臑臂之内后廉痛，
掌中有热向经寻。

本经经穴主治心胁疼痛、目黄及经脉经过的上肢内侧后缘部疼痛、掌心热等症。

（6）小肠经

【歌诀】 手太阳经小肠脉，小指之端起少泽，
循手外廉出髁①中，循臂骨出肘内侧，
上循臑外出后廉，直过肩解②绕肩胛，
交肩下入缺盆内，向腋络心循咽嗌。
下膈抵胃属小肠。一支缺盆贯颈颊，
至目锐眦却入耳，一支别颊上至頔。
抵鼻升至目内眦，斜络于颧别络接。
此经少气还多血，是动则病痛咽嗌，
颔③下肿兮不可顾，肩如拔兮臑似折。
所生病主肩臑痛，耳聋目黄肿腮颊，
肘臂之外后廉痛，部分犹当细分别。

【注释】 ①髁：尺骨茎突。
②肩解：肩关节后缝。
③颔：颏下结喉上软肉部。

【白话解】

手太阳经小肠脉，小指之端起少泽，
循手外廉出髁中，循臂骨出肘内侧，
上循臑外出后廉，直过肩解绕肩胛，
交肩下入缺盆内，向腋络心循咽嗌。
下膈抵胃属小肠。

手太阳小肠经起于小指端少泽穴，循手背小指和手掌尺侧边，向上出于尺骨小头部，经过肘内侧肱骨内上髁和尺骨鹰嘴之间的小海穴，向上沿臂外后廉，过肩胛缝，绕肩胛部，交会肩上大椎穴，折入缺盆，进入体腔络于心再循食管，下膈抵达胃部，属于小肠。

一支缺盆贯颈颊，至目锐眦却入耳，
一支别颊上至䪼，抵鼻升至目内眦，
斜络于颧别络接。

本经一条分支，从缺盆沿颈部上面颊，至外眼角后，向下折入耳中。其间从颊部又出一分支，向上斜行至于颧部（䪼），抵鼻向上至内眼角睛明穴。这支斜行于颧部的分支与足太阳经相接。

此经少气还多血，是动则病痛咽嗌。
颔下肿兮不可顾，肩如拔兮臑似折。

本经少气多血，经气有异常变化就可以产生咽喉痛、颈下肿、头不能回顾、肩部和上肢疼痛似折断。

所生病主肩臑痛，耳聋目黄肿腮颊，
肘臂之外后廉痛，部分犹当细分别。

本经经穴主治肩臂部疼痛、耳聋、目黄、腮颊肿，以及经脉所过的肘臂外后侧疼痛。因循本经走行的分部要仔细分辨。

（7）膀胱经

【歌诀】 足太阳经膀胱脉，目内眦上起额尖，
支者巅上至耳角，直者从巅脑后悬。
络脑还出别下项，仍循肩膊[①]夹脊边，
抵腰脊[②]肾膀胱内，一支下与后阴连。
贯臀斜入委中穴，一支膊内左右别，

贯肿③夹脊过髀枢④，髀外后廉腘中合，
下贯腨内外踝后，京骨之下趾外侧。
此经血多气犹少，是动头痛不可当，
项如拔兮腰似折，髀枢痛彻脊中央，
腘如结兮腨如裂，是为踝厥筋乃伤，
所生疟痔小指废，头囟项痛目色黄，
腰尻⑤腘脚疼连背，泪流鼻衄交癫狂。

【注释】 ①肩膊：肩胛部。

②脊：夹脊两边的肌肉。

③肿：亦指夹脊两侧的肌肉，但偏下部。

④髀枢：大转子部，当环跳处。

⑤尻：尾骨，臀部。

【白话解】

足太阳经膀胱脉，目内眦上起额尖，
支者巅上至耳角，直者从巅脑后悬。

足太阳膀胱经起于目内眦角睛明穴，向上至额到头顶部，一条分支到耳角上部。直行主干向脑后走行。

络脑还出别下项，仍循肩膊夹脊边，
抵腰脊肾膀胱内，一支下与后阴连。
贯臀斜入委中穴，一支膊内左右别，
贯肿夹脊过髀枢，髀外后廉腘中合。
下贯腨内外踝后，京骨之下趾外侧。

直行经脉络于脑后，从天柱分两支下行，内侧支行脊中旁1.5寸，抵腰部进入脊旁筋肉，入腹腔络于肾向下属膀胱。从腰部向下过臀斜行抵委中穴。外侧分支行脊中旁3.0寸，下行夹脊过环跳部，从大腿后面，前支外侧进入腘窝在委中两支会合。从委中经脉行小腿后部，过外踝之后昆仑穴，循小趾外侧，抵趾甲根角旁至阴穴。

此经血多气犹少，是动头痛不可当，
项如拔兮腰似折，髀枢痛彻脊中央，

腘如结兮腨如裂，是为踝厥筋乃伤。

本经多血少气，经气有异常变化就会产生剧烈头痛，颈项、腰部、脊背、臀部环跳区疼痛，活动困难。膝腘部如捆结活动不利，小腿后肌肉疼痛如裂。这些都是踝部经脉脉气厥逆造成的属于筋方面的病（太阳主筋）。

所生疟痔小指废，头囟项痛目色黄，

腰尻腘脚疼连背，泪流鼻衄交癫狂。

本经经穴主治疟疾、痔疮、足小趾活动不利、头囟部疼痛、颈项痛、目黄、见风流泪、鼻衄以及癫证、狂证。还主治经脉所过的腰背、骶臀部、腘窝部、足部的疼痛。

（8）肾经

【歌诀】 足经肾脉属少阴，小趾斜趋涌泉心，

然谷之下下踝后，别入跟中腨内侵。

出腘内廉上股内，贯脊属肾膀胱临。

直者从肾贯肝膈，入肺循喉舌本寻，

支者从肺络心内，仍至胸中部分深。

此经多气而少血，是动病饥不欲食，

喘嗽唾血喉中鸣，坐而欲起面如漆，

目视䀮䀮气不足，心悬如饥常惕惕。

所生病者为舌干，口热咽肿气贲逼，

股内后廉并脊痛，烦心心痛疸①而澼②。

痿厥嗜卧体怠惰，足下热痛皆肾厥。

【注释】 ①疸：黄疸之类的疾病。
②澼：即肠澼，指痢疾、便血之类的疾病。

【白话解】

足经肾脉属少阴，小趾斜趋涌泉心，

然谷之下下踝后，别入跟中腨内侵。

出腘内廉上股内，贯脊属肾膀胱临。

足少阴肾经起于足小趾端，斜走足心出涌泉穴，经过然谷穴

和内踝后太溪穴，进入足跟部并向上循胫部内侧后缘至腘窝部阴谷，然后沿大腿内侧后缘向上，进入脊椎内，在腹腔属于肾络膀胱。

　　直者从肾贯肝膈，入肺循喉舌本寻，
　　支者从肺络心内，仍至胸中部分深。

本经主干从肾向上，穿过肝和膈，进入肺后循气管咽喉到舌根两旁。一条分支从肺出连络心内，出来在胸腔心包将脉气接于手厥阴心包经。

　　此经多气而少血，是动病饥不欲食，
　　喘嗽唾血喉中鸣，坐而欲起面如漆，
　　目视眈眈气不足，心悬如饥常惕惕。

本经多气少血，经气有了异常变化就会产生虽饥饿但不想吃饭，气喘，咳嗽，喉中痰鸣和痰中带血，面色如黑漆，坐而欲起而两目昏花视物模糊不清，气虚，心如悬空而不安，从内心产生恐惧等症状。

　　所生病者为舌干，口热咽肿气贲逼，
　　股内后廉并脊痛，烦心心痛疸而澼。
　　痿厥嗜卧体怠惰，足下热痛皆肾厥。

本经经穴主治（阴虚）咽喉肿痛，口热舌干气上逆之喘咳，大腿内侧后缘和尾脊部疼痛，心烦不安，心痛，黄疸，腹泻便血以及下肢痿软嗜卧，身体倦怠无力，足心热、疼痛等症。以上症状都是肾经经气厥逆所致。

（9）心包经

【歌诀】手厥阴心主起胸，属包下膈三焦宫，
　　　　支者循胸出胁下，胁下连腋三寸同。
　　　　仍上抵腋循臑内，太阴少阴两经中，
　　　　指透中冲支者别，小指次指络相通。
　　　　此经少气原多血，是动则病手心热，
　　　　肘臂挛急腋下肿，甚则胸胁支满结。
　　　　心中澹澹或大动，善笑目黄面赤色，
　　　　所生病者为烦心，心痛掌热病之则。

【白话解】

手厥阴心主起胸，属包下膈三焦宫，

支者循胸出胁下，胁下连腋三寸同。

仍上抵腋循臑内，太阴少阴两经中，

指透中冲支者别，小指次指络相通。

手厥阴心包经起于胸中，属心包，向下过膈分别与上、中、下三焦相络。其支脉沿胸出胁下天池，上抵腋下，沿上臂内侧行于手太阴、手少阴之间，到掌中劳宫穴直出中指指尖中冲穴。在劳宫处有一分支走到无名指端将脉气交于手少阳三焦经。

此经少气原多血，是动则病手心热，

肘臂挛急腋下肿，甚则胸胁支满结，

心中澹澹或大动，善笑目黄面赤色。

本经少气多血，经气有异常变化就会产生手心热、前臂和肘掣强拘挛、腋窝部肿，甚则胸胁满闷、心跳不宁、面赤、目黄、喜笑不止等症。

所生病者为烦心，心痛掌热病之则。

本经经穴主治心胸烦闷、心痛、手掌心发热等症。

（10）三焦经

【歌诀】 手经少阳三焦脉，起自小指次指端，

两指歧骨手腕表，上出臂外两骨间，

肘后臑外循肩上，少阳之后交别传，

下入缺盆膻中布，散络心包膈里穿。

支者膻中缺盆上，上项耳后耳角旋，

屈下至颊仍注膻，一支入耳出耳前，

却从上关交曲颊，至目锐眦乃尽焉。

此经少血还多气，是动耳鸣喉肿痹。

所生病者汗自出，耳后痛兼目锐眦，

肩臑肘臂外皆痛，小指次指亦如废。

【白话解】

手经少阳三焦脉，起自小指次指端，

两指歧骨手腕表，上出臂外两骨间，

肘后臑外循肩上，少阳之后交别传，

下入缺盆膻中布，散络心包膈里穿。

手少阳三焦经，起于无名指关冲穴。循第四、五掌骨间至腕背部，向上行于手臂外侧尺、桡骨间。过肘尖、上臂外侧中间到肩，交出足少阳经之后，进入缺盆布散于胸中，散络于心包，穿过膈肌，属于上、中、下三焦。

支者膻中缺盆上，上项耳后耳角旋，

屈下至颊仍注臑，一支入耳出耳前，

却从上关交曲颊，至目锐眦乃尽焉。

分支脉从胸中向上经缺盆、项部到耳后翳风，然后上耳上角颔厌部，向下折到颊部，再向上至目下鼻旁颧部。本支在耳后又分一支进入耳中，出于耳前上关穴，至目外眦角的丝竹空穴，本经止。

此经少血还多气，是动耳鸣喉肿痹。

本经少血多气，经气有异常变化就会产生耳鸣、耳聋、咽喉肿痛。

所生病者汗自出，耳后痛兼目锐眦，

肩臑肘臂外皆痛，小指次指亦如废。

本经经穴主治自汗出、外眼角及耳后疼痛，以及本经循行经过的肩臂部、肘部、上臂外侧部疼痛，小指、无名指活动不利。

（11）胆经

【歌诀】 足脉少阳胆之经，始从两目锐眦生，

抵头循角下耳后，脑空风池次第行。

手少阳前至肩上，又交少阳入缺盆。

支者耳后贯耳内，出走耳前锐眦循。

一支锐眦大迎下，合手少阳抵䪼根，

下加颊车缺盆合，入胸贯膈络肝经。

属胆仍从胁里过，下入气冲毛际萦，

横入髀厌①环跳内。直者缺盆下腋膺，

过季胁下髀厌内，出膝外廉是阳陵，

外辅绝骨踝前过，足跗小趾次趾分。

一支别从大趾去，三毛之际接肝经。
此经多气而少血，是动口苦善太息，
心胁疼痛难转移，面尘足热体无泽。
所生头痛连锐眦，缺盆肿痛并两腋，
马刀挟瘿②生两旁，汗出振寒痎疟疾，
胸胁髀膝至胫骨，绝骨踝痛及诸节。

【注释】 ①髀厌：即髀枢，环跳穴部。

②马刀挟瘿：瘰疬生于腋下，形如马刀者称马刀；生于颈旁者为挟瘿。即淋巴结核。亦有云为带状疱疹者。

【白话解】

足脉少阳胆之经，始从两目锐眦生，
抵头循角下耳后，脑空风池次第行。
手少阳前至肩上，又交少阳入缺盆。

足少阳胆经起于目外眦瞳子髎，向上行至头角颔厌，向下行于耳后至完骨（乳突部），反折至目上阳白，复向上行脑后，经脑空和风池，与手少阳经相交后在肩部进入缺盆。

支者耳后贯耳内，出走耳前锐眦循。

一条支脉从耳后分出，进入耳中，出于耳前至目外眦的后方。

一支锐眦大迎下，合手少阳抵腨根，
下加颊车缺盆合，入胸贯膈络肝经。

另一条头部的支脉从目外眦下大迎之前与手少阳经相交会至鼻旁，又经颊车向下至缺盆与前支相交会，进入胸腔，穿过膈肌，络于肝。

属胆仍从胁里过，下入气冲毛际萦，
横入髀厌环跳内。

体内经脉络肝属胆后，从胸胁里下出气冲部，环绕阴毛部，横行向臀后进入环跳。

直者缺盆下腋膺，过季胁下髀厌内，
出膝外廉是阳陵，外辅绝骨踝前过，
足跗小趾次趾分。一支别从大趾去，

三毛之际接肝经。

本经直行的部分，从缺盆下向腋下渊腋等穴，沿胸侧过胁肋下部，向后与前支在环跳会合。会合后沿大腿和膝关节外侧到阳陵泉，再向下循腓骨前缘至绝骨穴，经外踝前丘墟穴上足背，直出第四趾甲外侧角足窍阴穴。在足背当足临泣穴处，一条分支走向姆趾，在姆趾生毛部与肝经接续。

此经多气而少血，是动口苦善太息，
心胁疼痛难转移，面尘足热体无泽。

本经多气少血，经气有异常变化就会产生口苦、好叹长气、胸胁疼痛转侧困难、面如蒙灰尘、身体无脂润光泽、足外侧发热等症。

所生头痛连锐眦，缺盆肿痛并两腋，
马刀挟瘿生两旁，汗出振寒痎疟疾，
胸胁髀膝至胫骨，绝骨踝痛及诸节。

本经经穴主治偏头痛牵连目外眦、缺盆部肿痛牵连两腋下、颈旁及腋下生瘰疬（淋巴结肿大）、发热汗出、振寒战栗、疟疾，以及经脉所过的胸胁部、大腿外侧、膝关节、胫骨外侧、踝关节等各关节疼痛。

（12）肝经

【歌诀】 厥阴足脉肝所终，大趾之端毛际丛，
足跗上廉太冲分，踝前一寸入中封。
上踝交出太阴后，循腘内廉阴股冲，
环绕阴器抵小腹，夹胃属肝络胆逢。
上贯膈里布胁肋，夹喉颃颡[①]目系同，
脉上巅会督脉出，支者还从目系中，
下络颊里环唇内，支者便从膈肺通。
此经血多气少焉，是动腰痛俯仰难，
男疝女人小腹肿，面尘脱色及咽干。
所生病者为胸满，呕吐洞泄小便难，
或时遗溺并狐疝[②]，临症还须仔细看。

【注释】 ①颃颡：鼻咽腔部。

②狐疝：即疝气。

【白话解】

厥阴足脉肝所终，大趾之端毛际丛，

足跗上廉太冲分，踝前一寸入中封。

足厥阴肝经起于踇趾端大敦穴，向足背，经太冲，过内踝前1寸的中封穴。

上踝交出太阴后，循胻内廉阴股冲，

环绕阴器抵小腹，夹胃属肝络胆逢。

经脉在内踝上8寸交叉到足太阴脾经后面，沿胻窝内侧，上大腿内侧中间，环绕生殖器后进入小腹内，经过胃上行，属肝络胆。

上贯膈里布胁肋，夹喉颃颡目系同，

脉上巅会督脉出，支者还从目系中，

下络颊里环唇内，支者便从膈肺通。

然后向上穿过膈肌，分布在胁肋部，沿气管之后进入鼻咽腔（颃颡），连接目后与脑相连系的组织（目系），折出，从额部直上头顶与督脉交会于百会。目部分支从目系分出，沿面颊里侧，环绕唇内。另一支脉从肝分出，穿过膈肌，向上注于肺，接手太阴肺经。

此经血多气少焉，是动腰痛俯仰难，

男疝女人小腹肿，面尘脱色及咽干。

本经多血少气，经气有异常变化就会产生前俯后仰困难、男子疝气、女子小腹肿痛、咽喉肿痛干燥、面无血色似蒙灰尘等症。

所生病者为胸满，呕吐洞泄小便难，

或时遗溺并狐疝，临症还须仔细看。

本经经穴主治胸满闷、呕吐泄泻、完谷不化、小便不利或时时遗尿、小肠疝气等症，临床应仔细分析。

5. 十二经本一脉歌

【出处】 本歌选自人民卫生出版社1961年版《针灸歌赋》，著者不详，说明十二经脉首尾相接、阴阳相贯、如环无端，运行气血。

【歌诀】 中焦肺起脉之宗，出手大指之端冲。

大肠即起于次指，上行环口交鼻里。

胃经源又下鼻交，出足大指之端毛。

脾脉继起指端上，注于心中少阴向。

心经中之入掌循，手内端出小指行。

小肠从手小指起，上斜络颧目内眦。

膀胱经从目内生，至足小指外侧行。

肾脉动于小指下，起注胸中过腹胯。

心包出处又连胸，循手小指次指中。

三焦起手次指侧，环走耳前目锐息。

胆家接生目锐旁，走足大趾三毛上。

足肝就起三毛际，注入肺中循不已。

【白话解】

肺经起于中焦胃部，是十二经之宗始，出手大指之末端（少商）。大肠经起于手食指端桡侧（商阳），上行环口唇交鼻翼旁（迎香）。胃经又接手阳明经，起（迎香）向下行至足，出足三趾（厉兑）并至足大趾端。脾经接胃经起大趾内侧端（隐白），向上行注于心中，交手少阴心经。心经出走于臂内侧，入手掌内，循小指行至指端（少冲）。小肠经从手小指起（少泽），向上行至头面斜行于颧部抵目内眦（睛明）。膀胱经从目内眦（睛明）起，行于头身后，至足小趾外侧端（至阴）。肾经脉起于小趾下，走足心（涌泉），向上行过腹胯，注于胸中心包。心包经出胸中心包，循上臂内，抵手无名指和中指端（中冲）三焦经起手无名指侧（关冲），从耳后，入耳中，走耳前到目锐眦（丝竹空）。胆经接三焦经于目锐眦旁（瞳子髎），从身侧，向下走足第四趾（足窍阴）和足大趾三毛上。足厥阴肝经就起三毛部分（大敦），由足走躯干，注入肺中又将经气交手太阴肺经，十二经脉气血循环不已。

6. 奇经八脉歌

【出处】 本歌选自《医宗金鉴》。奇经八脉是督、任、冲、带、阴阳跷、阴阳维八条经脉的总称。奇经八脉无表里相合关系,与脏腑亦无直接属络关系。主要具有网络沟通、统摄协调、溢蓄调布的作用。在很多方面补充了十二正经的不足。

(1) 奇经八脉总歌

【歌诀】 正经经外是奇经,八脉分司各有名。
任脉任前督于后,冲脉会阴肾同行,
阳跷跟外膀胱别,阴跷跟前随少阴,
阳维维络诸阳脉,阴维维络在诸阴,
带脉围腰如束带,不由常度号奇经。

【白话解】 奇经是十二正经之外的八条经脉,督脉、任脉、冲脉、带脉、阳跷脉、阴跷脉、阳维脉、阴维脉八脉名称不同,功能各异。任脉行于躯体前面正中,总任一身之阴;督脉行于头身后面正中,总督诸阳;冲脉从会阴穴出来走行于腹部足少阴肾经部位;阳跷脉是在足跟外侧部分出的膀胱经的支脉;阴跷脉是在足跟内侧分出的肾经的支脉;阳维脉维络联系诸阳经;阴维脉维络联系诸阴经;带脉围腰一周,如身之束带。以上八脉与有脏腑属络、表里经相合等规律的正经不同,故名奇经。

(2) 任脉歌

【歌诀】 任脉起于中极下,会阴腹里上关元,
循内上行会冲脉,浮外循腹至喉咽,
别络口唇承浆已,过足阳明上颐间,
循面入目至睛明,交督阴脉海名传。

【白话解】 任脉起于肾下胞中当中极穴之下,出于会阴穴,行于身前腹里,过关元,循腹正中线至咽喉、承浆部,环唇口循面至目下承泣而终。上行时与冲脉相交会于唇下承浆穴,在龈交与督脉

相交会。任脉又称阴脉之海，主胞胎。

（3）督脉歌

【歌诀】　督脉少腹骨中央，女子入系溺孔疆，

　　　　　男子之络循阴器，绕篡之后别臀方，

　　　　　至少阴者循腹里，会任直上关元行，

　　　　　属肾会冲街腹气，入喉上颐环唇当，

　　　　　上系两目中央下。始合内眦络太阳，

　　　　　上额交巅入络脑，还出下项肩膊旁，

　　　　　夹脊抵腰入循膂，络肾茎篡等同乡。

　　　　　此是申明督脉络，总为阳脉之督纲。

【白话解】

　　督脉少腹骨中央，女子入系溺孔疆，

　　男子之络循阴器，绕篡之后别臀方，

　　至少阴者循腹里，会任直上关元行，

　　属肾会冲街腹气，入喉上颐环唇当，

　　上系两目中央下。

　　督脉起于少腹之内肾下胞中（与任脉、冲脉同出一源），出于横骨骨盆中央，女子系尿孔之端，男子循阴茎皆至篡（会阴部），环臀在骶骨端与足少阴肾经交会后，进入脊骨内向上行于风府，进入脑，还出循头正中过百会、神庭、素髎至龈交。这是督脉的主干。

　　督脉分支联系少阴肾经和肾，在腹下部经气冲等穴联系腹气，向前行的分支与任脉相同，从腹正中过关元，上喉部环唇、循面至目下中央的承泣穴。

　　始合内眦络太阳，上额交巅入络脑，

　　还出下项肩膊旁，夹脊抵腰入循膂，

　　络肾茎篡等同乡。此是申明督脉络，

　　总为阳脉之督纲。

　　膀胱经起于目内眦睛明穴，向上至额部在头顶处与督脉交会入络脑，回出来从天柱向下，行于肩胛内侧，至腰部肾俞处进入脊旁

肌肉，并向里络于肾。这也是督脉的一个分支，是说明督脉之脉络的基本走行。总之督脉联系了诸阳经，又行于背正中，通于脑，是全身阳脉之总督，故称阳脉之海，总督诸阳。

（4）冲脉

【歌诀】 冲脉起于腹气街，后天营气气冲来，
并于先天之真气，相并夹脐上胸街，
大气至胸中而散，会合督任充身怀，
分布脏腑诸经络，名之血海不为乖。

【白话解】 冲脉起于肾下胞中，出于气冲穴得胃经的后天之气，然后并入足少阴肾经，又得先天之真气，夹脐两侧到胸中而散，会于咽喉，向上与任脉相会，络于唇口，达目下。冲脉分支分布于头面、下肢和脏腑，与女子经血关系密切，故又称为血海、五脏六腑之海、十二经脉之海，这是正确的。

（5）带脉

【歌诀】 带脉足少阴经脉，上腘别走太阳经，
合肾十四椎属带，起于季胁绕身行。

【白话解】 带脉起于胁肋下部章门穴，围绕一身如腰带状，在第二腰椎处，与足少阴肾经的经别相连系。此经别从腘部分出，别走足太阳经并联系肾。带脉通少阳胆经，寄穴五枢、维道。

（6）阳跷脉

【歌诀】 阳跷脉起于跟中，上合三阳外踝行，
从胁循肩入颈颃①，属目内眦太阳经。

【注释】 ①颃：即脑，颧部。

【白话解】 阳跷脉起于跟中申脉穴，从外踝向上循行连系了足太阳经的仆参、跗阳；足少阳经的居髎；手太阳经的臑俞；手阳

明经的肩髃、巨骨；足阳明经的地仓、巨髎、承泣；足太阳经的睛明。从胁肋后侧至肩部，循面鼻旁进入足太阳经的睛明，继续向上行，止于足少阳经的风池。

（7）阴跷脉

【歌诀】 阴跷亦起于跟中，少阴之别内踝行，

上循阴股入胸腹，上至咽喉至睛明。

【白话解】 阴跷脉起于跟中足少阴经的照海穴，沿内踝足少阴经向上，经大腿内侧、腹部、胸部，经咽喉上头面，止于足太阳经的睛明穴。

（8）阳维脉

【歌诀】 阳维脉起足太阳，外踝之下金门疆，

从肪背肩项头面，维络诸阳会督场。

【白话解】 阳维脉起于足太阳经位于外踝下的金门穴，沿小腿、大腿的外侧，经过肩背部到额面部，反折至头项后部，止于风府和哑门，与督脉相交会。阳维脉起到维络诸阳经的作用。

（9）阴维脉

【歌诀】 阴维脉起足少阴，内踝上行穴筑宾，

循腹至乳上结喉，维络诸阴会于任。

【白话解】 阴维脉起于足少阴经位于内踝之上的筑宾穴，沿小腿、大腿的内侧，经过腹部，上于结喉之上，分别与任脉的天突、廉泉相交会而止。阴维脉有维络诸阴经的作用。

7. 十五络脉歌

【出处】 本歌选自《医经小学》。该书系综合性医书，明代刘纯编撰。十五络脉（穴）即十二正经各有一络脉（穴）加脾之大络、督脉络脉、任

脉络脉。临床应用广泛，应牢记。

【歌诀】　人身络脉一十五，我今逐一从头数，
　　　　　手太阴络为列缺，手少阴络即通里，
　　　　　手厥阴络为内关，手太阳络支正是，
　　　　　手阳明络偏历当，手少阳络外关位，
　　　　　足太阳络号飞扬，足阳明络丰隆记，
　　　　　足少阳络为光明，足太阴络公孙记，
　　　　　足少阴络名大钟，足厥阴络蠡沟配，
　　　　　阳督之络号长强，阴任之络名屏翳①，
　　　　　脾之大络是大包，十五络名君须记。

【注释】　①屏翳：有医书指屏翳即会阴穴。现根据《灵枢经·经脉》记载改
为尾翳即鸠尾穴。

【白话解】　人身有十五络脉，络脉和络穴同名，但概念不同。
手太阴络脉（穴）名列缺，手少阴络脉（穴）名通里，手厥阴络脉
（穴）名内关，手太阳络脉（穴）名支正，手阳明络脉（穴）名偏
历，手少阳络脉（穴）名外关，足太阳络脉（穴）名飞扬，足阳明
络脉（穴）名丰隆，足少阳络脉（穴）名光明，足太阴络脉（穴）
名公孙，足少阴络脉（穴）名大钟，足厥阴络脉（穴）名蠡沟，督
脉络脉（穴）名长强，任脉络脉（穴）名尾翳（又名鸠尾），脾还
有一大络名大包。这十五络脉（穴）应仔细牢记。

8. 十二经原穴歌

【出处】　本歌选自《针灸聚英》，又名《针灸聚英发挥》，明代针灸学
家高武撰写。该书汇集了明以前各家针灸学说和歌赋，也有自己的学术见
解，除本书外还自制针灸铜人三具。

　　原穴是脏腑原气经过和留止的部位，十二经脉在四肢部各有一原穴，
故又名十二原。临床应用很广。

【歌诀】甲出丘墟乙太冲，丙归腕骨是原中，
　　　　丁出神门原内过，戊胃冲阳气可通，
　　　　己出太白庚合谷，辛缘本出太渊同，
　　　　壬归京骨期中过，癸出太溪原穴逢，
　　　　三焦壬（丙）是阳池穴，包络大陵癸（丁）又重。

【白话解】甲乙丙丁戊己庚辛壬癸十天干分别代表五脏六腑并与五行相配。甲指胆经，原穴是丘墟；乙指肝经，原穴是太冲；丙指小肠经，原穴是腕骨；丁指心经，原穴是神门；戊指胃经，原穴是冲阳；己指脾经，原穴是太白；庚指大肠经，原穴是合谷；辛指肺经，原穴是太渊；壬指膀胱经，原穴是京骨；癸指肾经，原穴是太溪。三焦经也属丙，原穴是阳池；心包络同属丁，原穴是大陵。此处丙、丁与小肠经、心经相重，在五行皆属火。（本处依《景岳全书》和五版《针灸学》教材解释）

9. 十四经腧穴分寸歌

【出处】选自北京中医药大学针灸推拿系腧穴教研室主编的《针灸歌诀》。本歌以1991年1月实施的国家标准经穴部位为依据，编入经脉英文和拼音缩写、经穴数目、经脉主治和腧穴分寸。实用性强，易于背诵掌握，应广为推广，为学习针灸必读。（1989年国际针灸学会联合会确定经脉名称英文缩写全部为双字母，不同于1982年版。另外，国际标准三焦经为TE，督脉为GV，任脉为CV。与本歌不同）2006年确定原经外奇穴印堂归于督脉。这样全身经穴为362个。

（1）肺经（LU）

【歌诀】LU十一是肺经，起于中府少商停。
　　　　胸肺疾患咳嗽喘，咯血发热咽喉痛。
　　　　中府云门下一寸，云门锁骨下窝寻，
　　　　二穴相差隔一肋，距胸中线六寸平，
　　　　天府腋下三寸取，侠白府下一寸擒，
　　　　尺泽肘中肌腱外，孔最腕上七寸凭。

列缺交叉食指尽，经渠一寸突脉中，

太渊纹上动脉动，鱼际大鱼骨边中，

少商指甲根外角，去指甲角韭叶明。

【白话解】

LU十一是肺经，起于中府少商停。

胸肺疾患咳嗽喘，咯血发热咽喉痛。

"LU"是手太阴肺经国际标准命名的英文缩写。本经共11个经穴，起于中府穴止于少商穴。本经经穴主治胸肺部的疾患、咳嗽、喘、咳血、发热、咽喉疼痛。

中府云门下一寸，云门锁骨下窝寻，

二穴相差隔一肋，距胸中线六寸平。

中府穴位于胸前壁外上方、云门穴下1寸，距中线6寸，平第一肋间隙。而云门恰在锁骨下窝凹陷处，距前正中线6寸。

天府腋下三寸取，侠白府下一寸撷，

尺泽肘中肌腱外，孔最腕上七寸凭。

天府穴在臂内侧面，肱二头肌桡侧，腋前纹头下3寸处；侠白位于4寸处。尺泽穴位于肘横纹中，肱二头肌肌腱桡侧凹陷中；孔最穴在尺泽、太渊连线，腕横纹上7寸。

列缺交叉食指尽，经渠一寸突脉中，

太渊纹上动脉动，鱼际大鱼骨边中，

少商指甲根外角，去指甲角韭叶明。

列缺穴位于前臂桡侧缘，桡骨茎突上方，腕横纹上1.5寸。简易取法：两手交叉，食指尽头处即是列缺。经渠位于桡动脉桡侧，腕横纹上1寸处；太渊位于桡动脉桡侧，当腕横纹桡侧端的凹陷中；鱼际穴位于第一掌骨中点，赤白肉际处；少商穴位于拇指桡侧指甲根角0.1寸，即如一韭叶宽的地方。

（2）大肠经（LI）

【歌诀】 LI二十手大肠，起于商阳止迎香，

头面眼鼻口齿喉，皮肤身热与胃肠。

商阳食指外侧取，二间握拳节前方，

三间握拳节后取，合谷虎口歧骨当，

阳溪腕上两筋陷，偏历腕上三寸良，

温溜腕后上五寸，池前四寸下廉乡，

池下三寸上廉穴，三里池下二寸长，

曲池尺泽髁中央，肘髎肱骨外廉旁，

池上三寸寻五里，臂臑三角肌下方，

肩髃肩峰举臂起，巨骨肩尖骨陷当，

天鼎扶下一寸取，扶突肌中结喉旁，

禾髎孔外平水沟，鼻旁唇沟取迎香。

【白话解】

LI二十手大肠，起于商阳止迎香。

头面眼鼻口齿喉，皮肤身热与胃肠。

手阳明大肠经国际标准命名的英文缩写为LI，共有20个穴位。穴位连线起于商阳穴，止于迎香穴。本经经穴主治头面部、眼睛、鼻部、牙齿、口唇、咽喉、皮肤、发热和胃肠道疾病。

商阳食指外侧取，二间握拳节前方。

商阳穴位于食指指甲桡侧角；二间穴半握拳位于第二掌指关节的前方。

三间握拳节后取，合谷虎口歧骨当。

三间穴位于第二掌指关节的后方，半握拳取穴；合谷穴在虎口部第一、二掌骨之间，平第二掌骨中点。

阳溪腕上两筋陷，偏历腕上三寸良。

阳溪穴位于腕背侧拇长伸肌腱和拇短伸肌腱之间的凹陷中；阳溪到曲池画一连线，偏历穴位于线上，距腕横纹3寸。

温溜腕后上五寸，池前四寸下廉乡。

温溜穴位于腕横纹上5寸；下廉穴在曲池下4寸。

池下三寸上廉穴，三里池下二寸长。

上廉穴位于曲池下3寸；手三里穴位于曲池下2寸。

曲池尺泽髁中央，肘髎肱骨外廉旁。

曲池穴正当尺泽穴（肱二头肌肌腱桡侧陷中）和肱骨外上髁连线的中点；肘髎穴在肱骨外侧缘曲池上1寸处。

池上三寸寻五里，臂臑三角肌下方。

曲池上3寸是手五里穴；臂臑穴在三角肌下端。

肩髃肩峰举臂起，巨骨肩尖骨陷当。

肩部平举，锁骨肩峰端的下缘凹陷中是肩髃穴；锁骨肩峰端与肩胛冈形成肩尖二骨间的凹陷中是巨骨穴。

天鼎扶下一寸取，扶突肌中结喉旁。

天鼎穴位于扶突下1寸；扶突穴在胸锁乳突肌的胸骨头和锁骨头之间，平结喉部位。

禾髎孔外平水沟，鼻旁唇沟取迎香。

口禾髎穴在鼻孔外缘直下，平水沟穴取穴；在鼻翼外缘中点旁开0.5寸，当鼻唇沟中取迎香穴。

（3）胃经（ST）

【歌诀】 ST四五是胃经，起于承泣厉兑停，
　　　　　胃肠血病与神志，头面热病皮肤病。
　　　　　承泣下眶边缘上，四白穴在眶下孔，
　　　　　巨髎鼻旁直瞳子，地仓吻旁四分灵，
　　　　　大迎颔前寸三陷，颊车咬肌高处迎，
　　　　　下关张口骨支起，头维四五旁神庭，
　　　　　人迎结喉旁动脉，水突人迎气舍中，
　　　　　肌间气舍平天突，缺盆锁骨上窝中，
　　　　　气户锁下一肋上，相去中线四寸平，
　　　　　库房屋翳膺窗接，都隔一肋乳中停，
　　　　　乳根乳下一肋处，胸部诸穴要记清，
　　　　　不容巨阙旁二寸，其下承满与梁门，
　　　　　关门太乙滑肉门，天枢脐旁二寸平，
　　　　　外陵大巨水道穴，归来气冲曲骨邻，
　　　　　髀关髂下平会阴，伏兔膝上六寸中，
　　　　　阴市膝上方三寸，梁丘膝上二寸呈，
　　　　　膝外下陷是犊鼻，膝下三寸三里迎，
　　　　　膝下六寸上巨虚，膝下八寸条口行，
　　　　　再下一寸下巨虚，条外一寸是丰隆，

解溪跗上系鞋处，冲阳跗上动脉凭，
陷谷跖趾关节后，次中指缝寻内庭，
厉兑次趾外甲角，四十五穴要记清。

【白话解】

ST四五是胃经，起于承泣厉兑停，
胃肠血病与神志，头面热病皮肤病。

ST是足阳明胃经国际标准命名的英文缩写。胃经经穴有45个，起于承泣止于厉兑。本经经穴主治胃肠道、头面、牙齿、口唇等病症，还主治热性病、皮肤病和惊悸、癫狂等神志疾患。

承泣下眶边缘上，四白穴在眶下孔，
巨髎鼻旁直瞳子，地仓吻旁四分灵。

目正视瞳孔直下，眶骨下缘和眼球之间是承泣穴，向下至眶下孔凹陷处是四白穴，再向下平鼻翼下缘处是巨髎穴，巨髎穴直下平口角旁0.4寸是地仓穴。

大迎颌前寸三陷，颊车咬肌高处迎，
下关张口骨支起，头维四五旁神庭。

下颌角前方1.3寸凹陷中，当咬肌附着部前缘是大迎穴；下颌角前一横指咬牙时，当咬肌的高点是颊车穴；耳前方颧弓下与下颌切迹之间的凹陷，张口鼓起来是下关穴；头维在头角部入发际0.5寸、距神庭穴4.5寸处。

人迎结喉旁动脉，水突人迎气舍中，
肌间气舍平天突，缺盆锁骨上窝中。

人迎穴位于结喉旁，胸锁乳突肌的前缘，颈总动脉搏动处，距中线1.5寸；水突穴位于人迎和气舍连线的中点，而气舍和天突相平位于锁骨内侧端上缘，胸锁乳突肌的锁骨头和胸骨头之间；缺盆即在锁骨上窝中，距中线4寸。

气户锁下一肋上，相去中线四寸平，
库房屋翳膺窗接，都隔一肋乳中停，
乳根乳下一肋处，胸部诸穴要记清。

胃经胸部各穴都距中线4寸，气户在锁骨中点下缘第一肋上，库房在第一肋间，屋翳第二肋间，膺窗在第三肋间，乳中恰当第四肋间隙，乳根穴在第五肋间隙。相距都隔一肋间，应该要记清楚。

不容巨阙旁二寸，其下承满与梁门，

关门太乙滑肉门，天枢脐旁二寸平，

外陵大巨水道穴，归来气冲曲骨邻。

胃经腹部穴位都距中线2寸，不容穴与任脉巨阙穴相平，距脐上6寸；其下的承满穴在脐上5寸，梁门距脐中4寸，关门距脐中3寸，太乙穴距脐中2寸，滑肉门穴距脐中1寸；天枢穴最好记，恰好在脐的两旁2寸；至于外陵、大巨、水道、归来、气冲穴也是每穴差1寸，气冲平耻骨联合上缘的曲骨穴。

髀关髂下平会阴，伏兔膝上六寸中，

阴市膝上方三寸，梁丘膝上二寸呈。

髀关穴在大腿前面，髂前上棘与髌骨外侧端的连线上，屈股时平会阴；伏兔穴在连线上髌骨底上6寸，阴市穴在上3寸，梁丘穴在上2寸取穴。

膝外下陷是犊鼻，膝下三寸三里迎，

膝下六寸上巨虚，膝下八寸条口行，

再下一寸下巨虚，条外一指是丰隆。

屈膝当膝部髌骨与髌韧带外侧的凹陷中是犊鼻穴，其下3寸距胫骨前缘一横指是足三里穴，其下6寸距胫骨前缘一横指是上巨虚穴，上巨虚穴下2寸是条口穴，条口再下1寸为下巨虚穴，与条口穴相平、外开距胫骨前缘二横指处为丰隆穴。

解溪跗上系鞋处，冲阳跗上动脉凭，

陷谷距趾关节后，次中指缝寻内庭，

厉兑次趾外甲角，四十五穴要记清。

解溪穴位于足背踝关节横纹的中央，姆长伸肌腱和趾长伸肌腱的中间，恰系鞋带处。冲阳穴位于足背最高处，姆长伸肌腱和趾长伸肌腱之间，足背动脉搏动处。陷谷位于足背第二、三跖趾关节后的凹陷中。在第二、三趾间，趾蹼缘后方赤白肉际处是内庭穴。足第二趾甲外侧角旁0.1寸是厉兑穴。足阳明经共45个经穴，要分段记清。

（4）脾经（SP）

【歌诀】 SP二一是脾经，起于隐白大包终，

脾胃肠腹泌尿好，五脏生殖血舌病。

隐白大趾内甲角，大都节前陷中寻，

太白节后白肉际，基底前下是公孙，

商丘内踝前下找，踝上三寸三阴交，

踝上六寸漏谷是，陵下三寸地机朝，

膝内辅下阴陵泉，血海股内肌头间，

海上六寸箕门是，冲门距中三五现，

冲上斜七是府舍，横下三寸腹结连，

脐旁四寸大横穴，适当脐旁四寸见，

腹哀建里旁四寸，中庭旁六食窦全，

天溪胸乡周荣上，四肋三肋二肋间，

大包腋下方六寸，腋中线上六肋间。

【白话解】

SP二一是脾经，起于隐白大包终，

脾胃肠腹泌尿好，五脏生殖血舌病。

SP是足太阴脾经国际标准命名的英文缩写。本经共21个经穴，起于隐白穴止于大包穴。本经经穴主治脾胃大小肠消化系统疾病、泌尿生殖疾病；脾为后天之本，统血，开窍于舌，所以又主五脏和血液病、口舌病。

隐白大趾内甲角，大都节前陷中寻，

太白节后白肉际，基底前下是公孙。

隐白穴位于蹬趾内侧趾甲根角旁约0.1寸。大都穴在蹬趾内侧，第一跖趾关节前缘凹陷赤白肉际处。太白穴在第一跖骨小头后缘，赤白肉际处。公孙穴在第一跖骨基底部的前下缘，赤白肉际处。

商丘内踝前下找，踝上三寸三阴交，

踝上六寸漏谷是，陵下三寸地机朝。

商丘穴在内踝前下方凹陷中。内踝高点上3寸，胫骨内侧面后缘是三阴交穴。内踝高点上6寸，三阴交上3寸是漏谷穴。阴陵泉

穴下3寸是地机穴。

膝内辅下阴陵泉，血海股内肌头间，

海上六寸箕门是，冲门距中三五现。

膝部胫骨内侧髁下缘凹陷中是阴陵泉穴；血海穴在股骨内上髁上缘，股内侧肌中间，取穴法是患者屈膝，医者以左手掌按于患者右膝髌骨上缘，2～5指向上伸直，拇指约呈45°斜置，拇指尖下是穴。血海穴与冲门穴的连线上，血海穴直上6寸是箕门穴。冲门穴在耻骨联合上缘中点旁开3.5寸。

冲上斜七是府舍，横下三寸腹结连，

脐旁四寸大横穴，适当脐旁四寸见，

腹哀建里旁四寸，中庭旁六食窦全。

冲门穴外上方0.7寸，前正中线旁开4寸是府舍穴。府舍穴上3寸，大横穴下1.3寸，距腹正中线4寸是腹结穴。肚脐旁开4寸是大横穴。腹哀穴在大横穴上3寸，前正中线旁开4寸。食窦穴在第五肋间隙中，前正中线旁开6寸，平中庭穴。

天溪胸乡周荣上，四肋三肋二肋间，

大包腋下方六寸，腋中线上六肋间。

天溪穴、胸乡穴和周荣穴都在前正中线旁开6寸的直线上，天溪位于第四肋间隙，胸乡位于第三肋间隙，周荣位于第二肋间隙。大包穴在腋中线上，第六肋间隙中。

（5）心经（HT）

【歌诀】 HT九穴是心经，起于极泉止少冲，

神志血病痛痒疮，烦热悸汗皆可用，

极泉腋窝动脉牵，青灵肘上三寸觅，

少海骨髁纹头间，灵道掌后一寸半，

通里掌后一寸间，阴郄五分在掌后，

神门豌豆骨外缘，少府小指本节后，

少冲小指桡侧边。

【白话解】

HT九穴是心经，起于极泉止少冲，

神志血病痛痒疮，烦热悸汗皆可用。

HT是手少阴心经国际标准命名的英文缩写。本经共9个经穴，起于极泉穴止于少冲穴。主治神志病、血病、疮疹、热病、心烦心悸、出汗。

极泉腋窝动脉牵，青灵肘上三寸觅，

少海骨髁纹头间，灵道掌后一寸半。

极泉穴在腋窝正中，腋动脉搏动处。青灵穴在少海穴与极泉穴的连线上，少海穴上3寸，肱二头肌的内侧沟中。少海取穴为屈肘，当肘横纹内侧端与肱骨内上髁连线之中点。灵道穴在腕横纹上1.5寸，尺侧腕屈肌腱的桡侧。

通里掌后一寸间，阴郄五分在掌后，

神门豌豆骨外缘，少府小指本节后，

少冲小指桡侧边。

通里穴在腕横纹上1寸，尺侧腕屈肌腱的桡侧。阴郄穴在腕横纹上0.5寸，尺侧腕屈肌的桡侧。神门穴在腕横纹的尺侧端，尺侧腕屈肌腱的桡侧凹陷中，豌豆骨外缘。少府穴在第五掌骨头后边，第四、五掌骨之间，取穴时握拳，当小指端与无名指端之间。少冲穴在小指桡侧指甲根角旁约0.1寸。

（6）小肠经（SI）

【歌诀】 SI十九手小肠，少泽听宫起止详，

头项耳目热神志，痒疮痛肿液病良，

少泽小指尺甲角，前谷泽后节前方，

后溪握拳节后取，腕骨腕前骨陷当，

阳谷三角骨上取，养老转手髁空藏，

支正腕后上五寸，小海二骨之中央，

肩贞纹头上一寸，臑俞贞上骨下方，

天宗岗下窝中取，秉风岗上窝中央，

曲垣胛岗内上缘，陶道旁三外俞章，

大椎旁二中俞穴，天窗扶后大筋旁，

天容耳下曲颊后，颧髎颧骨下廉乡，

听宫之穴归何处，耳屏中前陷中央。

【白话解】

SI十九手小肠，少泽听宫起止详，

头项耳目热神志，痒疮痈肿液病良。

SI是手太阳小肠经国际标准命名的英文缩写。本经有19个经穴，起于少泽穴止于听宫穴。主治头项痛、耳聋、目黄、热病、神志病、疮疹痛痒、痈肿。

少泽小指尺甲角，前谷泽后节前方，

后溪握拳节后取，腕骨腕前骨陷当。

少泽穴在小指尺侧指甲根角旁约0.1寸。前谷穴在少泽穴的后边取，握拳，第五掌指关节前尺侧，横纹头赤白肉际处。后溪穴取穴法同前谷，穴在第五掌指关节后尺侧。腕骨穴在后溪穴直上，第五掌骨基底与三角骨之间赤白肉际取之。

阳谷三角骨上取，养老转手髎空藏，

支正腕后上五寸，小海二骨之中央。

阳谷穴在腕背横纹尺侧端，三角骨上边，尺骨茎突前凹陷中。养老穴取穴法转掌向胸，当尺骨茎突桡侧缘凹陷中。支正穴在阳谷穴上5寸，阳谷穴与小海穴的连线上取之。小海穴取穴时应屈肘，当尺骨鹰嘴与肱骨内上髁之间凹陷中。

肩贞纹头上一寸，臑俞贞上骨下方，

天宗岗下窝中取，秉风岗上窝中央。

肩贞穴在腋后皱襞上1寸。臑俞在肩贞穴的上方，从腋后皱襞直上，肩胛骨下缘凹陷中。天宗穴在肩胛骨冈下窝的中央。秉风穴在肩胛骨的冈上窝中，天宗穴直上取之。

曲垣胛岗内上缘，陶道旁三外俞章，

大椎旁二中俞穴，天窗扶后大筋旁。

曲垣穴在肩胛骨冈上窝内侧端，约当臑俞与第二胸椎棘突连线的中点取之。陶道穴是督脉穴位，位于第一胸椎棘突下。此穴旁开3寸叫肩外俞。肩中俞穴在第七颈椎棘突下（大椎穴）旁开2寸。天窗在喉结旁开3.5寸，扶突穴后边，在胸锁乳突肌（大筋就是胸锁乳突肌）后缘。

天容耳下曲颊后，颧髎颧骨下廉乡，

听宫之穴归何处，耳屏中前陷中央。

天容穴在下颌角后方，耳下，胸锁乳突肌前缘。颧髎在目外眦直下，颧骨下缘凹陷中取之。听宫在耳屏前，下颌骨髁状突的后缘，张口呈凹陷处。

（7）膀胱经（BL）

【歌诀】 BL六十七膀胱经，起于睛明至阴终，
　　　　　脏腑头面筋痔腰，热病神志身后恁，
　　　　　内眦上外是睛明，眉头陷中攒竹取，
　　　　　眉冲直上傍神庭，曲差庭旁一寸半，
　　　　　五处直后上星平，承光通天络却穴，
　　　　　后行俱是寸半程，玉枕脑户旁寸三，
　　　　　天柱筋外发际恁，再下脊旁寸半寻，
　　　　　第一大杼二风门，三椎肺俞四厥阴，
　　　　　心五督六膈俞七，九肝十胆仔细分，
　　　　　十一脾俞十二胃，十三三焦十四肾，
　　　　　十五气海六大肠，七八关元小肠分，
　　　　　十九膀胱廿中膂，廿一椎旁白环俞，
　　　　　上次中下四髎穴，骶骨两旁骨陷中，
　　　　　尾骨之旁会阳穴，承扶臀下横纹中，
　　　　　殷门扶下六寸当，浮郄委阳上一寸，
　　　　　委阳腘窝外筋旁，委中腘窝纹中央，
　　　　　第二侧线再细详，以下夹脊开三寸，
　　　　　二三附分魄户当，四椎膏肓五神堂，
　　　　　六七谚语膈关藏，九椎魂门十阳纲，
　　　　　十一意舍二胃仓，十三肓门四志室，
　　　　　十九胞肓廿一秩，小腿各穴牢牢记，
　　　　　纹下二寸寻合阳，承筋合阳承山间，
　　　　　承山腨下分肉藏，飞扬外踝上七寸，
　　　　　跗阳踝上三寸良，昆仑外踝跟腱间，
　　　　　仆参跟骨外下方，踝下五分申脉穴，
　　　　　踝前骰陷金门乡，大骨外下寻京骨，
　　　　　关节之后束骨良，通谷节前陷中好，

至阴小趾外甲角，六十七穴分三段，

头后中外次第找。

【白话解】

BL六十七膀胱经，起于睛明至阴终，

脏腑头面筋痔腰，热病神志身后恁。

BL是足太阳膀胱经国际标准命名的英文缩写。本经共有67个穴位，起于睛明穴，止于至阴穴。主治由膀胱病造成的小便不通、遗尿、头痛头晕、目痛见风流泪、鼻塞流涕、鼻衄、痔疮、背腰下肢疼痛麻木、热病、神志病。

内眦上外是睛明，眉头陷中攒竹取，

眉冲直上傍神庭，曲差庭旁一寸半。

睛明穴在目内眦旁0.1寸。攒竹穴在眉头凹陷中。眉冲穴从攒竹穴直上，入发际0.5寸。曲差穴在神庭穴（督脉穴）旁1.5寸，当神庭穴与头维穴连线的内1/3与2/3连接点取之。

五处直后上星平，承光通天络却穴，

后行俱是寸半程，玉枕脑户旁寸三。

五处穴在曲差穴上0.5寸，距头正中线1.5寸。承光穴、通天穴、络却穴3个穴位从五处穴开始，每个向后1.5寸。玉枕穴在后发际正中直上2.5寸，脑户旁开1.3寸。

天柱筋外发际恁，再下脊旁寸半寻，

第一大杼二风门，三椎肺俞四厥阴。

天柱穴在后发际正中直上0.5寸，旁开1.3寸，当斜方肌外缘凹陷中。经脉从天柱向下行，旁开督脉1.5寸。大杼穴在第一胸椎棘突下，旁开1.5寸。风门穴在第二胸椎棘突下，旁开1.5寸。肺俞穴在第三胸椎棘突下，厥阴俞在第四胸椎棘突下，均旁开1.5寸。

心五督六膈俞七，九肝十胆仔细分，

十一脾俞十二胃，十三三焦十四肾。

心俞、督俞、膈俞、肝俞、胆俞、脾俞、胃俞分别在背部第五、六、七、九、十、十一、十二胸椎棘突下，旁开1.5寸线上。三焦俞在第一腰椎（从十二胸椎向下数，为第十三椎）棘突下旁开1.5

寸。肾俞在第二腰椎棘突下旁开1.5寸。

十五气海六大肠，七八关元小肠分，

十九膀胱廿中膂，廿一椎旁白环俞。

气海穴在第三腰椎棘突下（从十二胸椎向下数，为第十五椎）旁开1.5寸。在此线上，大肠俞平第四腰椎棘突下（十六椎下），关元俞平第五腰椎棘突下（十七椎），小肠俞、膀胱俞、中膂俞、白环俞分别平第一骶椎棘突下（十八椎），第二、三、四骶椎棘突下（第十九、二十、二十一椎）。

上次中下四髎穴，骶骨两旁骨陷中，

尾骨之旁会阳穴，承扶臀下横纹中。

上、次、中、下八穴（各二穴），分别在第一、二、三、四骶后孔内。会阳穴在尾骨尖旁开0.5寸。承扶穴在臀横纹中央。

殷门扶下六寸当，浮郄委阳上一寸，

委阳腘窝外筋旁，委中腘窝纹中央。

殷门穴在承扶穴与委中穴的连线上，承扶穴下6寸。浮郄穴在委阳穴上一寸，股二头肌腱内侧。委阳穴在腘窝横纹外端，股二头肌腱内缘。委中穴在腘窝横纹中央。

第二侧线再细详，以下夹脊开三寸，

二三附分魄户当，四椎膏肓五神堂。

膀胱经在背部的第二条侧线距后背正中线3寸。附分穴在第二胸椎棘突下旁开3寸，横向与风门平齐。魄户、膏肓、神堂三穴在附分穴的直线上，分别平第三、四、五胸椎棘突下。

六七譩譆膈关藏，九椎魂门十阳纲，

十一意舍二胃仓，十三肓门四志室。

譩譆穴在第六胸椎棘突下，旁开3寸。膈关穴、魂门穴、阳纲穴、意舍穴、胃仓穴均在此竖线上，分别平第七、九、十、十一、十二胸椎棘突下。肓门穴在胃仓穴下边，第一腰椎棘突下旁开3寸（从上向下数第十三椎）。第二腰椎棘突下旁开3寸是志室穴。

十九胞肓廿一秩，小腿各穴牢牢记，

纹下二寸寻合阳，承筋合阳承山间。

从上向下数第十九椎骨棘突下（第二骶椎）旁开3寸是胞肓穴，

向下第四骶椎棘突下旁开3寸是秩边穴。小腿部的各穴要记牢，腘窝横纹中点的委中穴直下2寸是合阳穴，承筋穴在合阳穴与承山穴连线的中点。

　　承山腨下分肉藏，飞扬外踝上七寸，

　　跗阳踝上三寸良，昆仑外踝跟腱间。

　　承山穴在腓肠肌两肌腹之间凹陷的顶端；飞扬穴在承山穴外下方，昆仑穴直上七寸；跗阳穴在昆仑穴直上3寸；昆仑穴在外踝高点与跟腱之间凹陷中。

　　仆参跟骨外下方，踝下五分申脉穴，

　　踝前骸陷金门乡，大骨外下寻京骨。

　　仆参穴在昆仑穴直下，赤白肉际处；申脉穴在外踝下缘凹陷中；金门穴在外踝前，申脉穴与京骨穴连线中点，当骰骨外侧凹陷中；京骨穴在第五跖骨粗隆下，赤白肉际处。

　　关节之后束骨良，通谷节前陷中好，

　　至阴小趾外甲角，六十七穴分三段，

　　头后中外次第找。

　　束骨穴在第五跖骨小头后缘，赤白肉际处；足通谷穴在第五跖趾关节前缘，赤白肉际处；至阴穴在足小趾外侧趾甲根角旁约0.1寸处。全经67个穴分三段记忆，头部穴、后背内侧线与外侧线按次序找。

（8）肾经（KI）

【歌诀】　KI廿七肾经属，起于涌泉止俞府，

　　　　　肝心脾肺膀胱肾，肠腹泌尿生殖喉，

　　　　　足心凹陷是涌泉，舟骨之下取然谷，

　　　　　太溪内踝跟腱间，大钟溪泉稍后主，

　　　　　水泉太溪下一寸，照海踝下四分处，

　　　　　复溜踝上二寸取，交信溜前胫骨后，

　　　　　踝上五寸寻筑宾，膝内两筋取阴谷，

　　　　　从腹中线开半寸，横骨平取曲骨沿，

　　　　　大赫气穴并四满，中注肓俞平脐看，

　　　　　商曲又恁下脘取，石关阴都通谷言，

幽门适当巨阙侧，诸穴均在肋隙间，

步廊却近中庭穴，神封灵墟神藏间，

或中俞府平璇玑，都隔一肋仔细研。

【白话解】

KI廿七肾经属，起于涌泉止俞府，

肝心脾肺膀胱肾，肠腹泌尿生殖喉。

KI是足少阴肾经国际标准命名的英文缩写。本经共有27个腧穴，起于涌泉穴，止于俞府穴。主治肝、心、脾、肺、肾、膀胱病，泌尿生殖系统疾病，咽喉病，大小肠病，大便秘结或腹泻。

足心凹陷是涌泉，舟骨之下取然谷，

太溪内踝跟腱间，大钟溪泉稍后主。

涌泉穴在足底（去趾）前1/3处，足趾跖屈时呈凹陷处。然谷穴在足舟骨粗隆下缘凹陷中。太溪穴在内踝高点与跟腱之间的凹陷中。大钟穴在太溪穴和水泉穴中间，太溪穴下0.5寸稍后，跟腱内缘。

水泉太溪下一寸，照海踝下四分处，

复溜踝上二寸取，交信溜前胫骨后。

水泉穴在太溪直下1寸取穴。照海穴在内踝下缘凹陷中取穴。复溜穴在太溪穴上2寸。交信穴在复溜穴前约0.5寸处，胫骨内缘后方取。

踝上五寸寻筑宾，膝内两筋取阴谷，

从腹中线开半寸，横骨平取曲骨沿。

筑宾穴在太溪穴上5寸，太溪与阴谷的连线上。阴谷穴在屈膝位，腘窝内侧，当半腱肌腱与半膜肌腱之间。横骨穴在耻骨联合上际，腹正中线旁开0.5寸处，也就是曲骨穴旁开0.5寸。

大赫气穴并四满，中注肓俞平脐看，

商曲又恁下脘取，石关阴都通谷言。

在前正中线旁开0.5寸的直线上，脐下4寸是大赫穴，脐下3寸是气穴，脐下2寸是四满穴，脐下1寸是中注穴，肓俞穴平脐。商曲在脐上2寸，与任脉的下脘穴平齐。石关穴在脐上3寸，阴都穴在脐上4寸，腹通谷穴在脐上5寸。

幽门适当巨阙侧，诸穴均在肋隙间，

步廊却近中庭穴，神封灵墟神藏间，

或中俞府平璇玑，都隔一肋仔细研。

幽门穴在脐上6寸，仍在上述的前正中线旁开0.5寸的线上，此穴与任脉的巨阙穴平齐。下边的穴进入胸部，在肋间隙中，直线为前正中线旁开2寸。步廊穴在第五肋间隙，和任脉中庭穴平齐。神封穴在步廊穴的直线上，第四肋间隙。灵墟穴在第三肋间隙，神藏穴在第二肋间隙，或中穴在第一肋间隙。俞府穴在锁骨下缘，和任脉的璇玑穴平齐。从步廊穴到或中穴，每穴都相隔一肋。

（9）心包经（PC）

【歌诀】 PC心包手厥阴，起于天池中冲尽，

心胸肺胃效皆好，诸痛痒疮亦可寻，

天池乳外旁一寸，天泉腋下二寸循，

曲泽腱内横纹上，郄门去腕五寸寻，

间使腕后方三寸，内关掌后二寸停，

掌后纹中大陵在，两条肌腱标准明，

劳宫屈指掌心取，中指末端是中冲。

【白话解】

PC心包手厥阴，起于天池中冲尽，

心胸肺胃效皆好，诸痛痒疮亦可寻。

PC是手厥阴心包经国际标准命名的英文缩写。本经共9个经穴，起于天池穴，止于中冲穴。本经经穴主治心、胸、肺、胃疾患，经脉循行部位疼痛及疮疹。

天池乳外旁一寸，天泉腋下二寸循，

曲泽腱内横纹上，郄门去腕五寸寻。

天池穴在第四肋间隙，乳头外侧1寸。天泉穴在上臂掌侧，腋前纹头下2寸，肱二头肌长短头之间。曲泽穴在肘横纹上，肱二头肌腱尺侧缘。郄门穴在腕横纹上5寸，掌长肌腱与桡侧腕屈肌腱之间。

间使腕后方三寸，内关掌后二寸停，

掌后纹中大陵在，两条肌腱标准明，

劳宫屈指掌心取，中指末端是中冲。

间使穴在腕横纹上3寸，掌长肌腱与桡侧腕屈肌腱之间。内关穴也在这两个肌腱之间，但在腕横纹上2寸。大陵穴正在腕横纹中央，两条肌腱之间。劳宫穴在手掌心，第二、三掌骨之间，握拳，中指尖下即是。中冲穴在中指尖端的中央。

（10）三焦经（SJ）

【歌诀】 SJ二三三焦经，起关冲止丝竹空，

头侧耳目热神志，腹胀水肿遗尿癃，

关冲无名指甲内，液门握拳指缝讨，

中渚液门上一寸，阳池腕表有陷凹，

腕上二寸取外关，支沟腕上三寸安，

会宗三寸尺骨缘，三阳络在四寸间，

肘下五寸寻四渎，肘上一寸天井见，

肘上二寸清冷渊，消泺渊腋正中间，

臑会三角肌后下，肩髎肩峰后下陷，

天牖平颔肌后缘，乳突颔角取翳风，

下三分之一瘈脉现，上三分之一颅息取，

角孙入发平耳尖，耳门屏上切迹前，

和髎耳根前指宽，丝竹空在眉梢陷。

【白话解】

SJ二三三焦经，起关冲止丝竹空，

头侧耳目热神志，腹胀水肿遗尿癃。

SJ是手少阳三焦经的拼音缩写。本经共有23个经穴，起于关冲穴，止于丝竹空穴。主治头侧部、耳、目病，热病，神志病，又治腹胀、水肿、遗尿和小便不利。

关冲无名指甲内，液门握拳指缝讨，

中渚液门上一寸，阳池腕表有陷凹。

关冲穴在第四指尺侧指甲根角旁约0.1寸。液门穴取穴时握拳，

在第四、五指之间，掌指关节前凹陷中。中渚取穴也握拳，在第四、五掌骨小头后缘之间凹陷中，液门穴后1寸。阳池穴在腕背横纹中，指总伸肌腱尺侧缘凹陷中。

腕上二寸取外关，支沟腕上三寸安，

会宗三寸尺骨缘，三阳络在四寸间。

外关穴在腕背横纹上2寸，尺桡骨之间。支沟穴在腕背横纹上3寸，桡骨与尺骨之间，在外关上1寸。会宗穴在支沟穴尺侧约1寸，于尺骨的桡侧缘取之。三阳络穴在支沟穴上1寸，就是腕背横纹上4寸，桡骨与尺骨之间取之。

肘下五寸寻四渎，肘上一寸天井见，

肘上二寸清冷渊，消泺渊臑正中间。

四渎穴在肘部尺骨鹰嘴下5寸，桡骨与尺骨之间。天井穴取穴时屈肘，在尺骨鹰嘴上1寸许凹陷中。清冷渊穴取穴也屈肘，肘上2寸，也就是天井穴上1寸取之。消泺穴在尺骨鹰嘴与肩髎穴连线上，清冷渊穴上3寸，在清冷渊穴与臑会穴中间。

臑会三角肌后下，肩髎肩峰后下陷，

天牖平颌肌后缘，乳突颌角取翳风。

臑会穴在尺骨鹰嘴与肩髎穴连线上，肩髎穴下3寸，当三角肌的后缘。肩髎穴在肩峰后下方，上臂外展，当肩髃穴后寸许的凹陷中。天牖穴平下颌角，胸锁乳突肌后缘取穴。翳风穴在乳突前下方，平耳垂后下缘的凹陷中。

下三分之一瘈脉现，上三分之一颅息取，

角孙入发平耳尖，耳门屏上切迹前，

和髎耳根前指宽，丝竹空在眉梢陷。

瘈脉穴在乳突中央，当翳风穴与角孙穴沿耳轮连线的下1/3与上2/3交界处。颅息穴在耳后，上述连线的上1/3与下2/3交界处。角孙穴在耳尖处的发际上。耳门穴在耳屏上切迹前，下颌骨髁状突后缘凹陷中。耳和髎穴在鬓发后缘，平耳廓根前，当颞浅动脉后缘。丝竹空穴在眉梢外的凹陷中。

（11）胆经（GB）

【歌诀】GB四十四足少阳，头侧耳目鼻喉恙，

起瞳子髎止窍阴，身侧神志热妇良，
外眦五分瞳子髎，听会耳前珠陷详，
上关下关上一寸，以下五穴细推商，
头维胃经连额厌，悬颅悬厘在下方，
曲鬓角孙前一指，头维曲鬓串一行，
五穴间隔均相等，率谷入发寸半量，
天冲率后斜五分，浮白率后一寸乡，
头窍阴穴乳突上，完骨乳突后下方，
本神神庭三寸旁，阳白眉上一寸量，
入发五分头临泣，庭维之间取之良，
目窗正营及承灵，相距寸寸半量，
脑空池上平脑户，粗隆上缘外两旁，
风池耳后发际陷，颅底筋外有陷凹，
肩井大椎肩峰间，渊腋腋下三寸见，
辄筋腋前横一寸，日月乳下三肋现，
京门十二肋骨端，带脉章下平脐看，
五枢髂前上棘前，略下五分维道见，
居髎髂前转子取，环跳髀枢陷中间，
风市垂手中指尽，其下二寸中渎陈，
阳关阳陵上三寸，小头前下阳陵泉，
阳交外丘骨前后，踝上七寸丘在前，
光明踝五阳辅四，悬钟三寸骨前缘，
外踝前下丘墟寻，临泣四趾本节扪，
侠溪穴与地五会，跖趾关节前后寻，
四趾外端足窍阴，四十四穴仔细吟。

【白话解】

GB四十四足少阳，头侧耳目鼻喉恙，
起瞳子髎止窍阴，身侧神志热妇良。

　　GB是足少阳胆经国际标准命名的英文缩写。本经共有44个经穴，起于瞳子髎，止于足窍阴。主治头侧部、耳、目、咽喉疾病，身侧部疼痛，神志病，热病，妇科疾病。

外眦五分瞳子髎，听会耳前珠陷详，

上关下关上一寸，以下五穴细推商。

瞳子髎穴在目外眦旁0.5寸，眶骨外缘凹陷中。听会穴在耳屏间切迹前，下颌骨髁状突的后缘，张口有孔（髁状突摸之略鼓，张口凹陷）。上关穴在下关穴直上一寸，当颧弓的上缘。以下的五个穴仔细推敲寻找。

头维胃经连颔厌，悬颅悬厘在下方，

曲鬓角孙前一指，头维曲鬓串一行，

五穴间隔均相等，率谷入发寸半量。

胃经的头维穴和曲鬓穴作为弧形连线的坐标，曲鬓穴在鬓发内，角孙穴向前平移一横指处。把弧形连线分为4等份，上1/4与下3/4交界处是颔厌穴。连线中点处是悬颅，连线的上3/4与下1/4交界处是悬厘，这5个穴位之间的距离相等。率谷穴在耳尖直上，入发际1.5寸处。

天冲率后斜五分，浮白率后一寸乡，

头窍阴穴乳突上，完骨乳突后下方。

天冲穴在率谷穴后上5分，在耳根后缘直上，入发际2寸处。浮白穴在耳根上缘向后入发际横量1寸，离率谷穴1寸处。头窍阴穴在浮白穴直下，乳突的根部。完骨穴在乳突后下方凹陷中。

本神神庭三寸旁，阳白眉上一寸量，

入发五分头临泣，庭维之间取之良。

本神穴在神庭穴旁3寸，在神庭穴与头维穴连线的内2/3与外1/3连接点处。阳白穴取穴法为：目正视，瞳孔直上，眉上1寸。头临泣穴在阳白穴直上，入发际5分处，神庭穴与头维穴中间。

目窗正营及承灵，相距寸寸寸半量，

脑空池上平脑户，粗隆上缘外两旁。

目窗穴在头临泣后1寸，正营穴在目窗穴后1寸，承灵穴在正营穴后1.5寸。脑空穴在风池穴直上1.5寸，与督脉的脑户穴持平，在枕骨粗隆上缘外两旁。

风池耳后发际陷，颅底筋外有陷凹，

肩井大椎肩峰间，渊腋腋下三寸见。

风池穴在耳后发际处，胸锁乳突肌与斜方肌之间的凹陷中，与风府穴（督脉）相平。肩井穴在大椎穴（督脉）与肩峰连线的中心。渊腋穴取穴法为举臂，腋中线上第四肋间隙处（腋窝下3寸）。

辄筋腋前横一寸，日月乳下三肋现，

京门十二肋骨端，带脉章下平脐看。

辄筋穴在渊腋穴前1寸，第四肋间隙。日月穴在乳头下方，第七肋间隙。京门穴在第十二肋骨端，章门穴在第十一肋端，章门穴直下平脐处是带脉穴。

五枢髂前上棘前，略下五分维道见，

居髎髂前转子取，环跳髀枢陷中间。

五枢穴在侧腹，髂前上棘之前0.5寸，约平脐下3寸处。维道穴在五枢穴前下0.5寸。居髎穴在髂前上棘与股骨大转子高点连线的中点。环跳穴在股骨大转子（古代大转子称为髀枢）高点与骶管裂孔连线的外1/3与内2/3交界处。

风市垂手中指尽，其下二寸中渎陈，

阳关阳陵上三寸，小头前下阳陵泉。

风市穴在大腿外侧正中，横纹水平线上7寸，取穴时患者直立或平卧位，以手贴于腿外，中指尖下是此穴。中渎穴在风市穴下2寸。阳陵泉穴在腓骨小头前下方凹陷之中，膝阳关穴在阳陵泉上3寸、股骨外上髁上方的凹陷中。

阳交外丘骨前后，踝上七寸丘在前，

光明踝五阳辅四，悬钟三寸骨前缘。

阳交穴在外踝高点上7寸，腓骨后缘。外丘穴也在外踝高点上7寸，但在腓骨前缘。光明穴在外踝高点上5寸，腓骨前缘。阳辅穴在外踝高点上4寸，腓骨前缘稍前处。悬钟穴又叫绝骨穴，在外踝高点上3寸，腓骨后缘处。

外踝前下丘墟寻，临泣四趾本节扪，

侠溪穴与地五会，跗趾关节前后寻，

四趾外端足窍阴，四十四穴仔细吟。

丘墟穴在外踝前下方，趾长伸肌腱外侧凹陷中。足临泣穴在第四、五跖骨结合部前方，小趾伸肌腱外侧凹陷中。侠溪穴在第四、五趾间缝纹端。地五会在第四、五跖骨间，跖趾关节的后方，小趾伸肌腱内侧缘处。足窍阴穴在足第四趾外侧趾甲根角旁约0.1寸处。本经44个穴要仔细记读。

（12）肝经（LR）

【歌诀】 LR十四是肝经，起于大敦期门终，
肠腹诸疾前阴病，五脏可治胆亦灵。
大敦姆趾外甲角，行间纹端趾缝寻，
太冲关节后凹陷，踝前筋内取中封，
踝上五寸蠡沟穴，中都踝上七寸擒，
膝关阴陵后一寸，曲泉屈膝横纹上，
阴包膝上方四寸，五里气冲下三寸，
阴廉气二动脉中，急脉阴旁二五分，
季肋下缘章门穴，乳下二肋寻期门。

【白话解】

LR十四是肝经，起于大敦期门终，

肠腹诸疾前阴病，五脏可治胆亦灵。

LR是足厥阴肝经国际标准命名的英文缩写。本经共有14个经穴，起于大敦穴，止于期门穴。主治肠和腹部的疾病（如泄泻、呕逆、腹痛），前阴病（疝气、遗尿、小便不利、小腹痛），心、肝、脾、肺、肾五脏的疾患和胆病。

大敦姆趾外甲角，行间纹端趾缝寻，

太冲关节后凹陷，踝前筋内取中封。

大敦穴在姆趾外侧趾甲根角旁约0.1寸处。行间穴在足背第一、二趾间缝纹端。太冲穴在足背第一、二跖骨结合部前凹陷中。中封穴在内踝前1寸，胫骨前肌腱内缘。

踝上五寸蠡沟穴，中都踝上七寸擒，

膝关阴陵后一寸，曲泉屈膝横纹上。

蠡沟穴在内踝高点上5寸，胫骨内侧面的中央。中都穴在同一直线上，蠡沟穴上2寸（内踝高点上7寸）。膝关穴在阴陵泉后1寸。曲泉穴取穴时屈膝，当膝内侧横纹头上方凹陷中。

阴包膝上方四寸，五里气冲下三寸，

阴廉气二动脉中，急脉阴旁二五分，

季肋下缘章门穴，乳下二肋寻期门。

阴包穴在膝上股骨内上髁上4寸，缝匠肌后缘。足五里穴在曲骨穴旁开2寸的气冲穴再直下3寸的大腿内侧处取。阴廉穴在曲骨穴旁2寸，再直下2寸，足五里穴上1寸处取。急脉穴在耻骨联合下旁开2.5寸，当气冲穴外下方的腹股沟处。章门穴在第十一肋端。期门穴在乳头直下二肋，也就是第六肋间隙处。

（13）督脉（DU）

【歌诀】 DU督脉二九良，起长强止龈交上，

脑病为主次分段，急救热病及肛肠，

尾骨之端是长强，骶管裂孔取腰俞，

十六阳关平髋量，命门十四三悬枢，

十一椎下脊中藏，十椎中枢九筋缩，

七椎之下乃至阳，六灵台五神道穴，

三椎之下身柱藏，陶道一椎之下取，

大椎就在一椎上，哑门入发五分处，

风府一寸宛中当，粗隆上缘寻脑户，

强间户上寸半量，后顶直上又寸五，

百会前五后七量，会前寸五前顶取，

囟会星后一寸长，小儿禁刺当牢记，

上星入发一寸量，神庭五分入发际，

印堂两眉中间取，素髎鼻尖准头乡，

水沟鼻唇沟上取，兑端唇上尖端藏，

龈交上唇系带底，经行背头居中行。

【白话解】

DU督脉二九良，起长强止龈交上，

脑病为主次分段，急救热病及肛肠。

DU是督脉的英文缩写，起于长强穴止于龈交穴。本经共29个经穴。主治脑病、神志病、热病，腰骶、背、头局部病及相应的内

脏疾病、肛肠病。

尾骨之端是长强，骶管裂孔取腰俞，

十六阳关平髋量，命门十四三悬枢。

长强穴在尾骨尖下0.5寸，约当尾骨尖端与肛门的中点。腰俞穴当骶管裂孔处。以第一胸椎为一椎从上而下数，腰阳关穴在十六椎下，也就是第四腰椎棘突下（平髂嵴最高点处）。命门穴在第十四椎下（第二腰椎棘突下）。悬枢穴在第十三椎下（第一腰椎棘突下）。

十一椎下脊中藏，十椎中枢九筋缩，

七椎之下乃至阳，六灵台五神道穴。

脊中穴在第十一胸椎棘突下，中枢穴在第十胸椎棘突下，筋缩穴、至阳穴、灵台穴、神道穴分别在第九、七、六、五胸椎棘突下。

三椎之下身柱藏，陶道一椎之下取，

大椎就在一椎上，哑门入发五分处。

身柱穴、陶道穴分别在第三、一胸椎的棘突下。大椎穴在一椎之上，就是第七颈椎棘突下。哑门穴在后发际，正中直上0.5寸。

风府一寸宛中当，粗隆上缘寻脑户，

强间户上寸半量，后顶直上又寸五。

风府穴在后发际正中直上1寸。脑户穴在枕骨粗隆上缘，风府穴直上1.5寸处。强间穴在脑户穴上1.5寸处，后顶穴从强间穴直上1.5寸。

百会前五后七量，会前寸五前顶取，

囟会星后一寸长，小儿禁刺当牢记。

百会穴从后发际正中直上7寸，距前发际5寸，在耳尖直上头顶正中。前顶穴在百会穴前1.5寸处。囟会穴在前发际正中直上2寸，就是上星穴后一寸处。小儿前囟未闭者禁刺。

上星入发一寸量，神庭五分入发际

印堂两眉中间取，素髎鼻尖准头乡，

水沟鼻唇沟上取，兑端唇上尖端藏，

龈交上唇系带底，经行背头居中行。

上星穴在前发际正中直上1寸。神庭穴在前发际正中直上0.5寸处。印堂在两眉中间，素髎穴在鼻尖正中，水沟穴又叫人中穴，在人中沟的上1/3与中1/3交界处。兑端穴在上唇尖端，红唇与皮肤相接处。龈交穴在上唇系带与齿龈连接处。督脉行于后背正中及头正中线上。

重要注释：印堂穴在1990年颁布的国家标准《经穴部位》和1991年WHO颁布的《针灸穴名国际标准》中均归在经外奇穴一类。在2006年9月18日发布的国家标准《腧穴名称与定位》中，印堂穴由经外奇穴归至督脉，定位不变，经穴代码改为GV29。

2012年8月出版的"十二五"规划教材第9版《经络腧穴学》（刘清国、胡玲主编）已将印堂穴归属督脉。

（14）任脉（RN）

【歌诀】　RN任脉二四呈，起于会阴承浆停，
　　　　　强壮为主次分段，泌尿生殖作用宏。
　　　　　会阴两阴中间取，曲骨耻骨联合从，
　　　　　中极关元石门穴，每穴相距一寸匀，
　　　　　气海脐下一寸半，脐下一寸阴交明，
　　　　　肚脐中央名神阙，脐上诸穴一寸匀，
　　　　　水分下脘与建里，中脘上脘巨阙行，
　　　　　鸠尾歧骨下一寸，中庭胸剑联合中，
　　　　　膻中正在两乳间，玉堂紫宫华盖重，
　　　　　再上一肋璇玑穴，胸骨上缘天突通，
　　　　　廉泉颌下结喉上，承浆唇下宛宛中。

【白话解】

RN任脉二四呈，起于会阴承浆停，
强壮为主次分段，泌尿生殖作用宏。

RN是任脉的英文缩写。全经24个经穴，起于会阴穴，止于承浆穴。本经腧穴主治腹、胸、颈、头面的局部病症及相应的内脏器官疾病，有的穴有强壮作用、治泌尿生殖病。

会阴两阴中间取，曲骨耻骨联合从，

中极关元石门穴，每穴相距一寸匀。

会阴穴在阴囊根与肛门中间（女性在大阴唇后联合与肛门的中间），曲骨穴在耻骨联合上缘中点处。把曲骨到肚脐正中线等分5份，每份为1寸。中极穴在脐下4寸，曲骨上1寸。关元穴在脐下3寸，石门穴在脐下2寸，每穴都相距1寸。

气海脐下一寸半，脐下一寸阴交明，

肚脐中央名神阙，脐上诸穴一寸匀。

气海穴在脐下1.5寸。阴交穴在脐下1寸。肚脐中间叫神阙。脐上的每个穴均相距1寸。

水分下脘与建里，中脘上脘巨阙行，

鸠尾歧骨下一寸，中庭胸剑联合中。

从脐中到胸剑联合中点正中直线为8寸。水分穴在脐上1寸，下脘穴在脐上2寸，建里穴在脐上3寸，中脘穴在脐上4寸，上脘穴为脐上5寸，巨阙穴在脐上6寸，鸠尾穴在剑突下脐上7寸，中庭穴正好在胸剑联合中点上。

膻中正在两乳间，玉堂紫宫华盖重，

再上一肋璇玑穴，胸骨上缘天突通，

廉泉颔下结喉上，承浆唇下宛宛中。

膻中穴在两乳头之间，前正中线上，平第四肋间隙。玉堂穴在前正中线，平第三肋间隙。紫宫穴在前正中线，平第二肋间隙。华盖穴在前正中线，胸骨角的中点。璇玑穴在前正中线，胸骨柄的中央。天突穴在胸骨上窝正中。廉泉穴在舌骨体上缘的中点处。承浆穴在颏唇沟的中点。

10. 募穴[①]歌

【出处】 本歌是在五脏六腑之募穴歌基础上，又加心包经之募穴，故成为"十二经募穴歌"。募穴始见于《素问·奇病论》："胆虚气上溢而口为之苦，治之以胆募俞。"《难经·六十七难》："五脏募皆在阴，而俞皆在阳者。"均无具体穴名。至《脉经》才明确地指出10个募穴，《针灸甲乙经》又补充了三焦之募穴石门，后人又补充了心包之募膻中，始臻完备。临床上脏腑有病可取其所属的募穴，尤其腑病多取募穴，或俞募相配治疗，效果较显著。募穴应熟记。

【歌诀】 大肠天枢肺中府，小肠关元心巨阙，

膀胱中极肾京门，肝募期门胆日月，

胃募中脘脾章门，三焦募在石门穴，

膻中穴是包络募，从阴引阳②是妙诀。

【注释】 ①募穴：募穴是脏腑经气结聚于胸腹部的腧穴。因此，它全部分散在胸腹部，其位置与脏腑位置高低基本一致，但本脏腑募穴不一定在本经脉上，如胃之募穴中脘在任脉上等。

②从阴引阳：募穴是脏腑经气汇集在胸腹部的穴位，胸腹属阴；阳病，是按邪气的阴阳属性和病证的寒热虚实而言的，阳病可针刺募穴以调整经气而引邪外出。临床上如果六腑发生病变，每每在相关的募穴处出现压痛或敏感等现象。六腑之病，取本腑募穴，治疗效果就好。如大肠病取天枢穴治之，胃脘痛取中脘穴等，即是"从阴引阳"。此外，李杲在《脾胃论》中说："凡治腹之募，皆为原气不足，从阴引阳，勿误也。"这里的"从阴引阳"，指从腹部的募穴中引阳气上行，以达到抑阴扶阳的目的。

【白话解】 大肠的募穴是天枢，肺的募穴是中府，小肠的募穴是关元，心的募穴是巨阙，中极是膀胱的募穴，京门是肾的募穴，肝的募穴是期门，胆的募穴是日月，胃的募穴是中脘，脾的募穴是章门，石门是三焦的募穴，膻中是心包的募穴。使用募穴治病，能够从阴引阳，祛除病邪。

11. 八会穴①歌

【出处】 本歌选自《针灸聚英》，其他书籍只列八会穴，未列歌诀。八会穴首见于《难经·四十五难》。八会穴与其所属的八种脏器组织的生理功能有着密切关系，擅长治疗与脏、腑、气、血、筋、脉、骨、髓分别相关的疾病，如腑病取中脘，气病取膻中等。另外，在《难经·四十五难》中指出："热病在内者，取其会之气穴也。"说明八会穴还治疗脏器组织的热病。临床常与郄穴配合应用。

【歌诀】 脏会章门腑中脘，髓筋绝骨阳陵泉。

　　　　　骨会大杼脉太渊，血会膈俞气膻中。

【注释】 ①八会穴：指脏、腑、气、血、筋、脉、骨、髓的精气会聚之处，共八穴。

【白话解】 五脏之会为章门穴，六腑之会为中脘穴，髓之会为绝骨（即悬钟）穴，筋之会为阳陵泉，骨之会为大杼穴，脉之会为太渊穴，血之会为膈俞，气之会为膻中。

12. 八脉交会八穴歌

【出处】 本歌最早见于《医经小学》卷三，题目为"经脉交会八穴一首"，其后在《针灸大全》和《针灸聚英》、《针灸大成》等书中均有记载。本歌诀将奇经八脉与十二经脉在四肢相通的八个腧穴及其主治病症编成歌诀，便于诵读和应用。此八穴既能治奇经病，又能治正经病，临床上常采用上下相应的配穴法，如公孙配内关等。熟记本歌诀对临床及研究灵龟八法均有帮助。

【歌诀】 公孙冲脉胃心胸，内关阴维下总同，

　　　　　临泣胆经连带脉，阳维目锐外关逢。

　　　　　后溪督脉内眦颈，申脉阳跷络亦通，

　　　　　列缺任脉行肺系，阴跷照海膈喉咙。

【白话解】 将公孙（属脾经而通冲脉）与内关（属心包经而通阴维脉）二穴相配，能治疗心、胸、胃三个部位的病症。

　　足临泣（属胆经而通于带脉）与外关（属三焦经而通于阳维脉）二穴相配，主要能治目外眦、耳后、颊、颈、肩等部位的病症。

　　将后溪（属小肠经而通督脉）与申脉（属膀胱经而通阳跷脉）二穴相配，主要能治目内眦、颈项、耳、肩、小肠、膀胱等部位的病症。

　　将列缺（属肺经与任脉相通）和照海（属肾经与阴跷脉相通）

二穴相配，主要能治肺系、喉咙和胸膈三个部位的病症。

13. 十六郄（xì）穴歌

【出处】 郄穴首见于《针灸甲乙经》。历代对郄穴无歌诀，北京中医药大学针灸推拿系腧穴教研室编撰的"十六郄穴歌"，朗朗上口，易于记诵，且指明了郄穴的功能、主治，便于学习与应用。十六郄穴多在四肢肘膝以下筋骨间隙中，十二经脉及阴阳跷脉、阴阳维脉各有一穴，总为十六郄穴。临床上阳经郄穴多用于治疗急性疼痛，阴经郄穴多用于治疗血证。当某脏腑有病变时，又可按压郄穴进行检查，以协助诊断。

【歌诀】 郄是孔隙义，气血深藏聚，
病证反应点，临床能救急。
阳维郄阳交，阴维筑宾居。
阳跷走跗阳，阴跷交信毕。
肺郄孔最大温溜，脾郄地机胃梁丘。
心郄阴郄小养老，肝郄中都胆外丘。
心包郄门焦会宗，胱金门肾水泉求。

【白话解】 郄是孔隙的意思，郄穴是经脉气血藏聚的地方，可以作为诊断病症的反应点，还能治疗急性病。
阳维脉的郄穴是阳交，阴维脉的郄穴是筑宾。跗阳是阳跷脉的郄穴，交信是阴跷脉的郄穴。肺经的郄穴是孔最，大肠经的郄穴是温溜，脾经的郄穴是地机，胃经的郄穴是梁丘，心经的郄穴是阴郄，小肠经的郄穴是养老，肝经的郄穴是中都，胆经的郄穴是外丘，心包经的郄穴是郄门，三焦经的郄穴是会宗，膀胱经的郄穴是金门，肾经的郄穴是水泉。

14. 下合穴歌

【出处】 本歌选自《针灸学》教材，是在《灵枢经·邪气脏腑病形》中"胃合于三里，大肠合入于巨虚上廉，小肠合入于巨虚下廉，三焦合入

于委阳，膀胱合入于委中央，胆合入于阳陵泉"的基础上编写的。阳经有下合穴，阴经无下合穴。"下"是指下肢而言。六个下合穴均在膝关节以下，是手足三阳六腑之气下合于足三阳经的腧穴，对本腑病的治疗有重要作用，可疏导经气，调整六腑。如阑尾炎属大肠病，取上巨虚；胆囊炎取阳陵泉。下合穴临床应用很广，应熟记。

【歌诀】 胃经下合三里乡，上下巨虚大小肠，
　　　　膀胱当合委中穴，三焦下合属委阳，
　　　　胆经之合阳陵泉，腑病用之效必彰。

【白话解】 胃经的下合穴是足三里，大肠经的下合穴是上巨虚，小肠经的下合穴是下巨虚，委中穴是膀胱经的下合穴，委阳是三焦经的下合穴，阳陵泉是胆经的下合穴。六腑的病症使用下合穴治疗效果很显著。

15. 难经五输穴主治歌

【出处】 北京中医药大学谷世喆教授根据《难经·六十八难》"井主心下满，荥主身热，输主体重节痛，经主喘咳寒热，合主逆气而泄"的论述，结合自己的临床经验，编纂本歌诀。认为五输穴属于十二正经四肢末端的重要特定穴，在临床应用十分广泛，尤其阴经输原同穴应用更大，子母补泻法也有一定效验。

【歌诀】《难经》详论五输穴，井穴专主心下满。
　　　　荥穴泻火主身热，输治体重与节痛。
　　　　经主喘咳并寒热，合当逆气而下泄。
　　　　阴经输原同一穴，阳井属金阴井木。

【白话解】《难经·六十八难》以五脏和五行为依据提出五输穴的应用。"井主心下满"，井穴是正经指趾末端的第一穴，属木，与肝相关，主疏泄，主心下满闷，醒神泄热开窍。荥穴为井穴上的第二穴，属火，与心相关，主身热泻火。输穴在阴经为第

三穴，与原穴同穴，属土，与脾相关，主肌肉四肢，故主体重节痛。经穴属金，与肺相关，主皮毛，司呼吸，故主喘咳寒热。合穴属水，与肾相关，主逆气便泄。谷世喆教授结合自己的临床经验，认为五输穴属于十二正经四肢末端的重要特定穴，在临床应用十分广泛，尤其阴经输原同穴应用更广，阴经五输穴，五行分别是木、火、土、金、水相生关系；阳经五输穴，分别是金、水、木、火、土顺序。子母补泻法是：实则泻其子，虚则补其母。

16. 井荥输原经合歌

【出处】 本歌原载于《医经小学》，后《针灸大成》亦刊载。五输穴是临床常用的重要腧穴，十二经都有自己的井、荥、输、经、合穴，共60个腧穴。阴经第三穴为输，输、原同一穴，阳经每经多一个原穴，一般是第四个穴位，位于输之后，所以共66穴。古人把气血的流注以水流的从小到大作比喻，《灵枢经·九针十二原》说："所出为井，所溜为荥，所注为腧，所行为经，所入为合。"《难经·六十八难》云："井主心下满，荥主身热，输主体重节痛，经主喘咳寒热，合主逆气而泄。"五输穴是十二经经气出入之所，其次序是从四肢末端向肘膝方向排列。脏腑有病，都可用五输穴治疗。五输穴还是子午流注和子母补泻配穴法的选穴基础，应背诵熟记。

【歌诀】 少商鱼际与太渊，经渠尺泽肺相连，
商阳二三间合谷，阳溪曲池大肠牵。
厉兑内庭陷谷胃，冲阳解溪三里随，
隐白大都太白脾，商丘阴陵泉要知。
少冲少府属于心，神门灵道少海寻，
少泽前谷后溪腕，阳谷小海小肠经。
至阴通谷束京骨，昆仑委中膀胱知，
涌泉然谷与太溪，复溜阴谷肾所宜。
中冲劳宫心包络，大陵间使传曲泽，
关冲液门中渚焦，阳池支沟天井索。

窍阴侠溪临泣胆，丘墟阳辅阳陵泉，

大敦行间太冲看，中封曲泉属于肝。

【白话解】 肺经的五输穴是少商、鱼际、太渊、经渠、尺泽；大肠经的6个腧穴依次是商阳、二间、三间、合谷（原穴）、阳溪、曲池；厉兑、内庭、陷谷、冲阳（原穴）、解溪、足三里是胃经的6个腧穴；隐白、大都、太白、商丘、阴陵泉是脾经的五输穴；心经的五输穴依次是少冲、少府、神门、灵道、少海；小肠经的6个腧穴依次是少泽、前谷、后溪、腕骨（原穴）、阳谷、小海；至阴、足通谷、束骨、京骨（原穴）、昆仑、委中是膀胱经的6个腧穴；涌泉、然谷、太溪、复溜、阴谷是肾经的五输穴；心包经的五输穴依次是中冲、劳宫、大陵、间使、曲泽；三焦经的6个腧穴依次是关冲、液门、中渚、阳池（原穴）、支沟、天井；足窍阴、侠溪、足临泣、丘墟（原穴）、阳辅、阳陵泉是胆经的6个腧穴；大敦、行间、太冲、中封、曲泉是肝经的五输穴。

［本歌穴位阴经按井、荥、输（即原）、经、合的顺序排列，阳经按井、荥、输、原、经、合的顺序排列］

17. 十二经背俞穴歌

【出处】 选自《针灸集锦》。背俞穴是脏腑之气输注于背腰部的特定穴，全部位于膀胱经第一侧线上，距中线1.5寸。各脏腑背俞穴均以脏腑名命名由上而下，易记而常用，应该掌握。

【歌诀】 胸三肺俞四厥阴，心五肝九胆十临；

十一脾俞十二胃，腰一三焦腰二肾；

腰四骶一大小肠，膀胱骶二椎外寻。

【白话解】 在背部脊椎骨两侧距（督脉）中线1.5寸的膀胱经第一侧线上，从上而下平第三胸椎棘突下缘的是肺俞，平第四胸椎棘突下缘的是厥阴俞，平第五胸椎棘突下缘的是心俞，而平第九和第十胸椎棘突下缘的则是肝俞和胆俞。平第十一胸椎棘突下缘的是脾俞，平第十二胸椎棘突下缘的是胃俞。平第一腰椎棘突（俗称十三椎）下缘者为三焦俞，平第二腰椎棘突（俗称十四椎）下缘者为肾俞。至于第四腰椎（俗称十六椎）棘突下旁开1.5寸则是大肠俞。平第一骶后孔，距中线旁开1.5寸的是小肠俞。平第二骶后孔，距中线旁开1.5寸的是膀胱俞。总之，十二背俞穴都在脊椎骨两侧，应仔细寻找才能取准穴。

18. 新编根结歌

【出处】　根结理论始见于《灵枢经·根结》。该篇论述了四肢末端与头、胸、腹的关系，是经脉的纵向联系，是特定穴产生的基础。金元时代针灸家窦汉卿极为重视根结标本理论的应用，在《标幽赋》中说："更穷四根三结，依标本而刺无不痊。"北京中医药大学谷世喆教授研究总结了相关文献，补充了《灵枢经》未列的手三阴三阳经的根结内容及相应穴位，并编写本歌诀。歌诀对掌握根结标本理论和临床应用有很大指导价值。学习针灸者应熟读。

【歌诀】　根结①首见灵枢五，四根三结汉卿②著。
　　　　　十二经脉行经气，外络支节属脏腑。
　　　　　根在肢端各井穴，四根即是四肢部。
　　　　　结于头面与躯干，三结位在头胸腹。
　　　　　足太阳经根至阴，结于命门③即是目。
　　　　　足少阳经根窍阴，结于双耳名窗笼。
　　　　　足阳明经根厉兑，结在颊大④鼻额部。
　　　　　足太阴经根隐白，结是太仓⑤即胃腑。
　　　　　足厥阴经根大敦，结为玉堂膻中处。
　　　　　足少阴经根涌泉，结在廉泉位颈部。
　　　　　手经根结今人补，依据经典与俞募。
　　　　　手太阳经根少泽，结在目旁是两络。
　　　　　手阳明经根商阳，结是鼻旁之迎香。
　　　　　手少阳经根关冲，结于耳门应窗笼。
　　　　　手太阴经根少商，结于肺脏位中府。

手厥阴经根中冲，结在心包巨阙处。

手少阴经根少冲，结在心内膻中主。

十二井穴皆为根，结于器官位三部。

经常离经找结处，根结相配效桴鼓。

【注释】 ①根结：根即树木的根，具有生命力。此处指经脉经气之所起处，即十二井穴。结为结果、结聚。此处指经脉经气之所结聚处。

②汉卿：窦汉卿，又名窦默，金元时期著名针灸家，其著作《标幽赋》对后世影响很大。

③命门：命门穴在第二腰椎棘突下。中医有左肾右命门说。此处指眼睛。

④颃大：颃大者名钳耳也。据考证为咽喉部、鼻旁、额角部。以后两者更符合临床。

⑤太仓：指胃腑。

【白话解】

根结首见灵枢五，四根三结汉卿著。

十二经脉行经气，外络支节属脏腑。

根在肢端各井穴，四根即是四肢部。

结于头面与躯干，三结位在头胸腹。

"根结"理论最早记载见之于《灵枢经》第五篇即根结篇，"四根三结"由窦汉卿在其著作《标幽赋》中提出。十二经脉运行气血，内属于脏腑，外络于支节。十二经脉经气的根在肢端各井穴，四根即是指四肢。十二经脉的结分别在头面与躯干，为头、胸、腹三结。

足太阳经根至阴，结于命门即是目。

足少阳经根窍阴，结于双耳名窗笼。

足阳明经根厉兑，结在颃大鼻额部。

足太阴经根隐白，结是太仓即胃腑。

足厥阴经根大敦，结为玉堂膻中处。

足少阴经根涌泉，结在廉泉位颈部。

足太阳经根至阴，结于命门即是目，其对应的穴位是睛明。足少阳经根窍阴，结于双耳部似窗户，其对应的穴位是听会。足阳明经根厉兑，结在鼻旁迎香或额角头维部。足太阴经根隐白，结是在胃腑，其对应的穴位是中脘。足厥阴经根大敦，结为胸中膻中玉堂处。足少阴经根涌泉，结在廉泉穴，位于颈部。

手经根结今人补，依据经典与俞募。

手太阳经根少泽，结在目旁是两络。

手阳明经根商阳，结是鼻旁之迎香。

手少阳经根关冲，结于耳门应窗笼。

手太阴经根少商，结于肺脏位中府。

手厥阴经根中冲，结在心包巨阙处。

手少阴经根少冲，结在心内膻中主。

《灵枢经·根结》仅列足六经的根结。手六经的根结由今人补写，其依据是经典著作中根结的定义，参考十二经标本部位与十二俞募穴的记载，同时结合了临床实际。

手太阳经根少泽，结在目，即手太阳经的两络，目的内、外眦，其对应的穴位是睛明、鱼腰。手阳明经根商阳，结是鼻，其对应的穴位是迎香穴。手少阳经根关冲，结于耳，其对应的穴位是耳门穴。手太阴经根少商，结于肺脏，其对应的穴位是中府、天突。手厥阴经根中冲，结在心包，其对应的穴位是巨阙处。手少阴经根少冲穴，结在心内，其对应穴位是膻中。

十二井穴皆为根，结于器官位三部。

经常离经找结处，根结相配效桴鼓。

十二经脉的十二井穴皆为根，而结则是在不同的器官，位于头、胸、腹三部。许多经脉的结都不在本经上，要离开本经找结处。临床上用"根结"理论指导，取穴配伍，治疗疾病，效果如击鼓应声而响。

19. 四气街歌

【出处】 气街和四海理论主要见于《灵枢经·动输》、《灵枢经·卫气》等篇。该理论是经脉的横向联系规律，为特定穴产生的基础，其从宏观角度运用经络理论，是俞募穴产生的基础。根结标本理论中的结和标与气街相关。北京中医药大学谷世喆教授研究总结相关文献，编写了本歌诀。歌诀对掌握气街和四海理论和临床应用有很大的指导价值。学习针灸者应熟读。

【歌诀】 经络理论出内经，根结标本树比样。

头胸腹胫四气街①，本输卫气②论述详。

经气汇聚如街衢③，横向联接背腹脏。

头气有街位于脑，上取百会风池乡。

胸气有街膺背俞，肺俞心俞膻中彰。

腹气有街俞与腹，肝脾肾俞夹脐旁。

胫气有街在下肢，气冲以下到踝上。

横向联系配穴活，神经节段可相当。

【注释】 ①气街：经脉之气会聚之处，即是经脉横向联系之处。

②本输卫气：有关气街理论主要见于《灵枢经·本输》、《灵枢经·卫气》两篇。

③街衢：街道。

【白话解】

经络理论出内经，根结标本树比样。

头胸腹胫四气街，本输卫气论述详。

经气汇聚如街衢，横向联接背腹脏。

系统的经络理论在《黄帝内经》中很完整，其中"根结标本"理论用自然界的树，取类比象，说明经脉中经气上下纵向联系。《灵枢经·本输》、《灵枢经·卫气》提出了头、胸、腹、胫四气街，是经气横向联系的模式。经脉之气汇聚于气街，如城市的街道上下左右通达；横向联接腹背与脏腑。

头气有街位于脑，上取百会风池乡。

胸气有街膺背俞，肺俞心俞膻中彰。

腹气有街俞与腹，肝脾肾俞夹脐旁。

胫气有街在下肢，气冲以下到踝上。

《灵枢经·卫气》指出头气有街位于脑，临床上可取百会、风池等穴。胸气有街位于胸膺部和肺俞、心俞等背俞穴内，所以肺俞、心俞、膻中可以调整胸气。腹气有街，与肝俞、脾俞、肾俞及腹冲脉联系密切。胫气有街在下肢,是气冲(气冲穴)以下到踝上部分。

横向联系配穴活,神经节段可相当。

按照气街理论从人体的前后横向联系取穴相配,如十二俞募穴相配,治疗内脏疾病,这种横向联系与神经节段相似。

20. 四海歌

【出处】 同四气街歌。

【歌诀】 脑为髓海主神明,膻中气海能宽胸。
　　　　 水谷之海即是胃,冲脉血海妇科灵。

【白话解】 脑为髓海主神明,与人的神志活动相关。膻中即胸中,是气海,调膻中能宽胸散结。胃是水谷之海,是人的后天之本。而冲脉为血海(又为十二经脉之海),治疗妇科病十分灵验。

21. 十四经循行、主病歌

【出处】 本歌选自《针灸聚英》,又名《针灸聚英发挥》,明代高武撰。此书汇集了明以前各家针灸学说之精华。本歌主要遵循《灵枢经·经脉》的内容,与前面十二经脉有很多相似的内容,但增加了督脉和任脉的循行和病候。朗朗上口,易于习诵,有参考价值。

(1)肺经
【歌诀】 手太阴肺中焦起,下络大肠胃口行,
　　　　 上膈属肺从肺系[①],横出腋下臑[②]内萦。
　　　　 前于心与心包脉,下肘循臂骨上廉,
　　　　 遂至寸口上鱼际,大指内侧爪甲根。
　　　　 支络还从腕后出,接次指交阳明经。

主病歌

手太阴经肺主病，胀满喘咳缺盆痛，
甚则两手交而瞀，此为臂厥肺是动③。
咳而上气肺所生④，喘渴烦心胸满促，
臑臂之内前廉痛，厥掌中热别络生。
气盛作痛连肩背，汗出中风溲数欠，
气虚肩背痛而寒，少气乏息溺色变。

【注释】 ①肺系：与肺相连系的气管。
②臑：上臂肘至腋的部分，外侧称臑外，内侧称臑内。
③是动：即是动则病，指本经经气有异常变化而产生的病症。
④所生：即所生病者，指本经经穴能主治的病症。

【白话解】 手太阴肺经起于中焦，向下联络大肠，返还向上到胃上口贲门处，穿过横膈隶属于肺，然后上沿气管到咽喉部，横折走至腋下，行于上臂内侧前缘肌沟中，至肘窝尺泽部，再行于前臂内侧桡骨下缘至寸口动脉搏动处，经过鱼际抵达拇指桡侧指甲根角少商穴。其支脉从腕后列缺分出，在食指端商阳穴联系手阳明大肠经。

手太阴肺经主肺方面的病，经气有异常变化就会病咳、喘、肺胀满，甚至锁骨上窝（缺盆）部疼痛，喘咳重，强迫坐位，两手交叉于胸前，两目视物不清（瞀）。这种病称臂厥，是本经经气厥逆。本经腧穴主治的病症包括气喘、咳嗽、渴、烦心、胸中胀满不舒、循经所过上前臂内侧（廉）前边疼痛、掌心发热。还包括肺气盛的肩背痛、恶寒、呵欠、小便多，或是虚证的肩背痛、有汗恶风寒、少气喘息尿色白。

（2）大肠经

【歌诀】 手阳明经属大肠，食指内侧起商阳，
循指上廉入合谷，两骨两筋中间行。
循臂入肘上臑外，肩端前廉柱骨旁，
会此下入缺盆内，络肺下膈属大肠。

支从缺盆上入颈，斜贯两颊下齿当，
夹口人中交左右，上夹鼻孔尽迎香。

主病歌

手阳明动下齿痛。必恶热饮顿①颊肿
目黄口干津液病，鼽②衄喉痹因热重，
肩前臑外相引痛，大指次指痛不用。
气盛所过发热肿，虚则寒栗温补奉。

【注释】 ①顿：即颧部。
②鼽（qiú）：即鼻炎。

【白话解】 手阳明大肠经起于食指桡侧指甲根角商阳穴，沿食指桡侧缘至合谷，经两筋凹陷处阳溪向上循臂外上至肘。经肘外侧曲池向上循上臂（臑）外侧上肩前（肩）向后进入颈椎下大椎穴，回过来经过缺盆进入胸腔络于肺，穿过膈肌属于大肠。支脉从缺盆向上经过颈、颊部进入下齿中，回还出来左右两脉交会于人中，再向上夹于鼻孔，止于迎香穴。

手阳明经经气有异常变动就会出现颈部肿痛和牙痛，怕饮热物（顿为颧部，本处依课本改为颈肿）；目昏黄、口干等属津液方面的病。鼻塞流涕、鼻出血、咽喉肿痛是因阳明热重。另外，还有手指屈伸不利，以及经脉所过的肩前部上臂外侧疼痛。实证的可有经脉经过部位肿胀发热，虚证可出现恶寒战栗。

（3）胃经

【歌诀】 足阳明胃起鼻颏，互交旁约足太阳，
下循鼻外入上齿，挟口环唇交承浆，
颐①后大迎颊车游，耳前发际至额颅。
支循喉咙入缺盆，下膈属胃络脾州。
直者下乳夹脐冲，支从胃口腹里通，
下至气街中而合。遂下髀关伏兔逢，
膝膑之中循胫外，足跗②中趾内间痛。
支者下膝三寸别，下入中指外间列。

又有支者别跗上，大趾之上太阴接。

主病歌

足阳明动洒洒寒，善伸数欠黑侵颜①，

病至恶见人与火，闻木声惊心惕然，

闭户塞牖欲独处，登高而歌弃衣走，

贲响腹胀为骭厥③，主血生病狂疟见，

温淫汗出鼻鼽衄，口㖞唇疹颈喉肿，

大腹水肿膝膑痛，膺乳④气街股伏兔，

骭外足跗上皆痛，下至中指不为用，

气盛身前尽皆热，消谷善饥溺色黄，

不足身前皆寒振，胃中寒则满而胀。

【注释】 ①顾：额的上方，口角的外下方和腮的前下方部位。

②跗：足背。

③贲：横膈。响：肠鸣。骭：胫骨。骭厥：足阳明经气厥逆。

④膺乳：胸乳以上部位。

【白话解】 足阳明胃经起于鼻旁迎香，上至鼻根在睛明与手足太阳交会后，沿鼻外下行入上齿中，左右两支挟口环唇交于承浆，反折至颊部大迎、颊车，向上经过耳前发际至额部头维，并与督脉相交于神庭。

分支从人迎循颈部下入缺盆，进入体腔内穿过膈肌属于胃络于脾，经胃下口幽门向下循腹内至气冲穴。在缺盆还有一条直行的分支经过乳头向下挟脐至气冲穴与内行支合为一支。合并的经脉直行于大腿前面过髀关，过膝关节髌骨外缘、胫骨外侧经足背，直出足中趾内间（实出次趾外间厉兑穴）。

直行脉在足三里处出一分支，向下至足中趾外侧。在足背冲阳处又出一分支，入蹞趾尖端将脉气与脾经（隐白）相接。

足阳明经气有了异常变化会出现面色黑，呵欠伸腰，恶寒发抖，厌恶见人，听到制作、敲打木质器具的响声就心中惊悸害怕；或者发狂上房高歌，弃衣乱走，腹胀，肠鸣呃逆等，这些症状都是因本经足胫部气血逆乱所致，又称骭厥。

本经经穴能主治躁狂、疟疾、温热病、自汗出、鼻衄、口眼㖞斜、唇生疱疹、咽喉肿痛；经脉循行经过部位的胸膺、气冲部、大腿前部、膝关节部、小腿外侧、足背和足中趾的疼痛，活动不利；邪气盛的消谷善饥、尿黄、身前发热症、腹胀便闭症；正气虚的胃胀满、消化不良症、身前发寒战栗症。

（4）脾经

【歌诀】 太阴脾起足大指，循指内侧白肉际，
　　　　　　过核骨后内踝前，上腨①循胫膝股里，
　　　　　　股内前廉入腹中，属脾络胃上膈通，
　　　　　　挟咽连舌散舌下，支者从胃注心宫。

主病歌

　　　　　　足太阴动舌本强，食呕胃脘腹痛胀，
　　　　　　善噫得后快然衰。身体皆重脾主病，
　　　　　　舌本痛体不能动，食不能下心烦痛，
　　　　　　寒疟溏瘕泄水闭，水肿黄疸不能卧，
　　　　　　强立股膝内肿痛，厥为足大指不用。

【注释】 ①腨：小腿后部肌肉。

【白话解】 足太阴脾经起于踇趾隐白，沿赤白肉际，过第一跖骨小头（核骨），经内踝前，上小腿内侧胫骨后缘至膝内侧阴陵泉，再向上沿大腿内侧前缘进入腹中，属于脾络于胃，再向上过膈挟食管至舌根部，散布于舌下。另一分支从胃过膈注入心中。

足太阴脾经经气有异常变化就会产生舌根部强硬，食入即吐，胃脘部疼痛、腹胀、嗳气，身体沉重，如能大便和矢气则身体舒适。

本经经穴主治舌痛、身体困重、食少、心胸烦闷、胃脘急痛、便泄溏薄、腹部痞块、疟疾、黄疸、睡不好觉、强站立则大腿膝关节肿，以及踇趾活动不利等症。

（5）心经

【歌诀】 手少阴脉起心中，下膈直络小肠呈，
支者夹咽系目系，直从心系上肺腾。
下腋循臑后廉出，太阴心主之后行，
下肘循臂抵掌后，锐骨之端小指停。

主病歌

手少阴动病嗌干，心痛渴欲臂厥缘，
心病目黄胁满痛，臂臑痛厥掌中热。

【白话解】 手少阴心经起于心中，穿过膈肌向下络于小肠。一条分支从心系（联系心的大血管）分出，向上循气管咽喉连接于目后眼系（眼后与脑连系的组织）。直行的外行线从心系，经肺横出腋下极泉穴处，循上臂内侧后缘至肘部少海穴，向下经前臂内侧后缘抵手掌中，循小指桡侧至少冲穴。锐骨此处指豌豆骨。

手少阴心经经气有异常变化就会产生心痛、咽干、渴而欲饮水的病症。

本经经穴主治心胁疼痛、目黄及经脉经过的上肢内侧后缘部疼痛、掌心热等症。

（6）小肠经

【歌诀】 手太阳经小肠脉，小指之端起少泽，
循手上腕出髁^①中，上臂骨出肘内侧，
两筋之间臑后廉，出肩解^②而绕肩胛，
交肩之上入缺盆，直络心中循咽嗌。
下膈抵胃属小肠。支从缺盆上颈颊，
至目锐眦入耳中，支者别颊斜上䪼，
抵鼻至于目内眦，络颧与足太阳接。

主病歌

手太阳动病嗌疼，颔^③肿肩臑拔折形。
液病耳聋目色黄，颊肿颈肩肘臂痛。

【注释】 ①髁：尺骨茎突。

②肩解：肩关节后缝。

③颔：颏下结喉上软肉部。

【白话解】 手太阳小肠经起于小指端少泽穴，循手背小指和手掌尺侧边，向上出于尺骨小头部，经过肘内侧肱骨内上髁和尺骨鹰嘴之间的小海穴，向上沿臂外后廉，过肩胛缝，绕肩胛部，交会肩上大椎穴，折入缺盆，进入体腔络于心再循食管，下膈抵达胃部，属于小肠。

本经一条分支，从缺盆沿颈部上面颊，至外眼角后，向下折入耳中。从颊部又出一分支，斜行于颧部，至目内眦睛明穴。

手太阳小肠经经气有异常变化就可以产生咽喉痛、颈下肿、头不能回顾、肩部和上肢疼痛似折断。本经经穴主治肩臂部疼痛、耳聋、目黄、腮颊肿，以及经脉所过的肘臂外后侧疼痛。

（7）膀胱经

【歌诀】 足太阳经膀胱脉，目内眦上额交巅，

支者从巅入耳角，直者从巅入脑间。

还出下项循肩膊①，夹脊抵腰循膂②旋，

络肾正属膀胱腑，一支贯臀入腘传，

一支从膊别贯胛③，夹脊循髀④合腘行，

贯腨出踝循京骨，小趾外侧接至阴。

主病歌

足太阳动冲头痛，目似脱兮项如拔，

脊痛腰折髀难曲，腘如结兮腨如裂，

踝厥主筋所生病，痔疟狂癫头囟痛，

目黄泪出及鼽衄，项背腰尻⑤腘腨脚，

痛及小趾不能用。

【注释】 ①肩膊：肩胛部。

②膂：夹脊两边的肌肉。

③胛：肩胛骨。

④髀：大转子部，当环跳处。

⑤尻：尾骨，臀部。

【白话解】 足太阳膀胱经起于目内眦角睛明穴，向上至额到头顶部入络脑，一条分支到耳角上部。直行主干向头后走行。直行经脉络于脑后，从天柱分两支下行，内侧支行脊中旁1.5寸，抵腰部进入脊旁筋肉，入腹腔络于肾向下属膀胱。从腰部向下过臀斜行抵委中穴。外侧分支行脊中旁3.0寸，下行夹脊过环跳部，从大腿后面，前支外侧进入腘窝，在委中两支会合。从委中经脉行小腿后部，过外踝之后昆仑穴，循小趾外侧，抵趾甲根角旁至阴穴。

足太阳经气有异常变化就会产生剧烈头痛，颈项、腰部、脊背、臀部环跳区疼痛，活动困难。膝腘部如捆结活动不利，小腿后肌肉疼痛如裂。这些都是踝部经脉脉气厥逆造成的属于筋方面的病（太阳主筋）。

本经经穴主治疟疾、痔疮、足小趾活动不利、头囟部疼痛、颈项痛、目黄、见风流泪、鼻衄以及癫证、狂证。还主治经脉所过的腰背、骶臀部、腘窝部、足部的小趾疼痛。

（8）肾经

【歌诀】 足肾经脉属少阴，斜从小趾趋足心，
出于然谷循内踝，入跟上腨腘内寻。
上股后廉直贯脊，属肾下络膀胱深。
直者从肾贯肝膈，入肺夹舌喉咙循，
支者从肺络心内，注胸交于手厥阴。

主病歌
足少阴动饥不食，面如漆柴咳唾血，
喝喝而喘坐欲起，眈眈无见如悬饥。
善恐惕惕如人捕，骨厥主肾生病是，
口热舌干及咽肿，上气嗌干痛烦心，
心痛黄疸①并肠澼②。腰脊股内后廉痛，
痿厥嗜卧少精神，足下热痛经气逆。

【白话解】　足少阴肾经起于足小趾端，斜走足心出涌泉穴，经过然谷穴和内踝后太溪穴，进入足跟部并向上循胫部内侧后缘至腘窝部阴谷，然后沿大腿内侧后缘向上，进入脊椎内，在腹腔属于肾络膀胱。

本经主干从肾向上，穿过肝和膈，进入肺后循气管咽喉到舌根两旁。一条分支从肺出连络心内，出来在胸腔心包将脉气接于手厥阴心包经。

足少阴肾经经气有了异常变化就会产生虽饥饿但不想吃饭，气喘，咳嗽，喉中痰鸣和痰中带血，面色如黑漆，坐而欲起而两目昏花视物模糊不清，气虚，心如悬空而不安，从内心产生恐惧等症状。

本经经穴主治（阴虚）咽喉肿痛，口热舌干气上逆之喘咳，大腿内侧后缘和尾脊部疼痛，心烦不安，心痛，黄疸，腹泻便血以及下肢痿软嗜卧，身体倦怠无力，足心热、疼痛等症。以上症状都是肾经经气厥逆所致。

（9）心包经

【歌诀】　手厥阴经心主标，属包下膈络三焦，
　　　　　起自胸中络出胁，下腋三寸循臑迢。
　　　　　太阴少阴中间走，入肘下臂两筋招，
　　　　　行掌心出中指末，支从小指次指交。

主病歌
手厥阴动手心热，臂肘挛急及腋肿。
甚则胸胁支满结。心中澹澹或大动，
面赤目黄笑不休。烦心心痛掌中热。

【白话解】　手厥阴心包经起于胸中，属心包，向下过膈分别与上、中、下三焦相络。其支脉沿胸出胁下天池，上抵腋下，沿上臂内侧行于手太阴、手少阴之间，到掌中劳宫穴直出中指指尖

中冲穴。在劳宫处有一分支走到无名指端将脉气交于手少阳三焦经。

手厥阴心包经经气有异常变化就会产生手心热、前臂和肘挛强拘挛、腋窝部肿，甚则胸胁满闷、心跳不宁、面赤、目黄、喜笑不止等症。

本经经穴主治心胸烦闷、心痛、手掌心发热等症。

（10）三焦经

【歌诀】　手少阳经三焦脉，起自小指次指端，
　　　　　两指之间循表腕，出臂两骨行外关，
　　　　　上行贯肘循臑外，上肩交出少阳环，
　　　　　入缺盆而布膻中，上络心包下膈从，
　　　　　循属三焦支膻中，从缺上项系耳上，
　　　　　行耳交颊至顿际，支从耳后耳中存，
　　　　　出走耳前交两颊，至目锐眦此经轮。

主病歌

手少阳动病耳聋，浑浑淳淳嗌喉肿，
气所生病者汗出，目锐眦痛颊部肿，
耳后肩臑肘臂痛，小指次指不为用。

【白话解】　手少阳三焦经起于无名指关冲穴，循第四、五掌骨间至腕背部，向上行于手臂外侧尺、桡骨间，过肘尖、上臂外侧中间到肩，交出足少阳经之后，进入缺盆布散于胸中，散络于心包，穿过膈肌，属于上、中、下三焦。

分支脉从胸中向上经缺盆、项部到耳后翳风，然后上耳上角额厌部，向下折到颊部，再向上至目下鼻旁。本支在耳后又分一支进入耳中，出于耳前上关穴，至目外眦角的丝竹空穴，本经止。

手少阳三焦经经气有异常变化就会产生耳鸣、耳聋、咽喉肿痛。

本经经穴主治自汗出、外眼角及耳后疼痛，以及本经循行经过的肩臂部、肘部、上臂外侧部疼痛，小指、无名指活动不利。

（11）胆经

【歌诀】 足少阳脉胆经传，起于两目锐眦边，

上抵头角下耳后，循颈行手少阳前，

至肩却出少阳后。阳明缺盆之外旋，

支者耳后入耳中，出走耳前锐眦逢。

支别锐眦下大迎，合手少阳抵颀宫，

下加颊车下颈行，合于缺盆胸中承，

贯膈络肝原属胆，胁里气街毛际萦，

入髀厌①中脉来横，直者缺盆下腋胸，

季胁下合髀厌中，下行髀阳膝外廉，

下于外辅骨之前，直抵绝骨出外踝。

循跗入小次趾间，支别跗上入大趾，

循趾崎骨出其端，还贯爪甲出三毛，

足厥阴经与此连。

主病歌

足少阳动病口苦，太息胁痛不能转，

足外反热阳厥逆，是主骨所生病者，

目锐眦痛头含疼，缺盆肿痛腋下肿，

马刀挟瘿②与汗出，振寒疟兮胸胁痛，

肋髀膝外胫绝骨，外踝前与诸节痛，

小趾次趾不为用。

【注释】 ①髀厌：即髀枢，环跳穴部。

②马刀挟瘿：瘰疬生于腋下，形如马刀者称马刀；生于颈旁者为挟瘿。即淋巴结核。亦有云为带状疱疹者。

【白话解】 足少阳胆经起于目外眦瞳子，向上行至头角颔厌，向下行于耳后至完骨（乳突部），反折至目上阳白，复向上行脑后，经脑空和风池，与手少阳经相交后在肩部进入缺盆。

另一条头部的支脉从目外眦下大迎之前与手少阳经相交会至鼻旁，又经颊车向下至缺盆与前支相交会，进入胸腔，体内经脉络肝属胆后，从胸胁里下出气冲部，环绕阴毛部，横行向臀后进

入环跳。

本经直行的部分，从缺盆下向腋下渊腋等穴，沿胸侧过胁肋下部，向后与前支在环跳会合。会合后沿大腿和膝关节外侧到阳陵泉，再向下循腓骨前缘至绝骨穴，经外踝前丘墟穴上足背，直出第四趾甲外侧角窍阴穴。在足背当足临泣穴处，一条分支走向蹞趾，在蹞趾生毛部与肝经接续。

足少阳胆经经气有异常变化就会产生口苦、好叹长气、胸胁疼痛转侧困难、面如蒙灰尘、身体无脂润光泽、足外侧发热等症。

本经经穴主治偏头痛牵连目外眦、缺盆部肿痛牵连两腋下、颈旁及腋下生瘰疬（淋巴结肿大）、发热汗出、振寒战栗、疟疾，以及经脉所过的胸胁部、大腿外侧、膝关节、胫骨外侧、踝关节等各关节疼痛。

（12）肝经

【歌诀】 足厥阴肝脉所终，起于大趾毛际丛，
　　　　　循足跗上上内踝，踝前一寸入中封。
　　　　　出太阴后入腘中，循股入毛绕阴器，
　　　　　上抵小腹夹胃通，属肝络胆上贯膈。
　　　　　布于胁肋贯喉咙，上入颃颡[1]连目系，
　　　　　出额会督顶巅逢，其支复从目系出，
　　　　　下行颊里交环唇，支者从肝别贯膈，
　　　　　上注于肺乃交宫。

主病歌
　　　　　足厥阴动病腰痛，丈夫㿗疝妇腹肿，
　　　　　甚者嗌干面脱色。是主肝经所生病，
　　　　　胸满呕逆飧泄频，狐疝[2]遗精溺闭癃。

【注释】 ①颃颡：鼻咽腔部。
②狐疝：即疝气。

【白话解】 足厥阴肝经起于蹞趾端大敦穴，向足背，经太冲，过内踝前1寸的中封穴。走行小腿内侧前方。肝经在内踝上8寸处，

交叉到足太阴脾经后面，上大腿内侧中间，环绕生殖器后进入小腹内，经过胃上行，属肝络胆。然后向上穿过膈肌，分布在胁肋部，沿气管之后进入鼻咽腔（颃颡），连接目后与脑相连系的组织（目系），折出，从额部直上头顶与督脉交会于百会。目部分支从目系分出，沿面颊里侧，环绕唇内。另一支脉从肝分出，穿过膈肌，向上注于肺，接手太阴肺经。

足厥阴肝经经气有异常变化就会产生前俯后仰困难、男子疝气、女子小腹肿痛、咽喉肿痛干燥、面无血色似蒙灰尘等症。

本经经穴主治胸满闷、呕吐泄泻、完谷不化、小便不利或时时遗尿、小肠疝气等症。

（13）任脉

【歌诀】 任脉起于中极下，上循腹里循关元，

循内上行会冲脉，浮外循脐至喉咽，

别络口唇承浆已，过足阳明上颐间，

循面入目至睛明，会督为阴脉海传。

主病歌

任脉男子结七疝，女子带下瘕聚见。

脉别实则腹皮痛，虚则痒搔尾翳缘。

【白话解】 任脉起于肾下胞中当中极穴之下，出于会阴穴，行于身前腹里，过关元，循腹正中线至咽喉、承浆部、环唇口循面至目下承泣而终。上行时与冲脉相交会于唇下承浆穴，在龈交与督脉相交会。任脉又称阴脉之海，主胞胎。

任脉为病，男子主要是疝气，女子则腹部肿块白带等病。任脉的络脉名尾翳又名鸠尾，实证见腹皮痛，虚则腹部瘙痒。

（14）督脉

【歌诀】 督起少腹骨中央，入系庭孔络阴器，

合篡至后别绕臀，与巨阳络少阴比。

至骨贯脊属肾行，相随太阳起内眦，

上额交巅络脑间，下项循背乃夹脊。

抵腰络肾循男茎，下篡亦与女子同。

又从少腹贯脐中，贯心入喉颐唇宫，

上系两目下央央，此为并任与同冲。

大抵三脉同道起，灵素言之每错综。

主病歌

督脉少腹冲心痛，不得前后为冲疝。

实则脊强与反折，虚则头重高摇巅。

女子不孕患癃痔，下为遗溺上嗌干。

【白话解】　督脉起于少腹之内肾下胞中（与任脉、冲脉同出一源），出于横骨骨盆中央，女子系尿孔之端，男子循阴茎皆至篡（会阴部），环臀在骶骨端与足少阴肾经交会后，进入脊骨内向上行于风府，进入脑，还出循头正中过百会、神庭、素髎至龈交。这是督脉的主干。

　　督脉分支联系少阴肾经和肾，在腹下部经气冲等穴联系腹气，向前行的分支与任脉相同，从腹正中过关元，上喉部环唇、循面至目下中央的承泣穴。

　　膀胱经起于目内眦睛明穴，向上至额部在头顶处与督脉交会入络脑，回出来从天柱向下，行于肩胛内侧，至腰部肾俞处进入脊旁肌肉，并向里络于肾。这也是督脉的一个分支。总的说督脉、任脉、冲脉皆从一处起。《内经》有多处论述，错综复杂。

　　督脉为病，主少腹痛向上冲心，大小便困难，疝气和生殖器官疾病。督脉实则脊强角弓反折，虚则头沉重晕眩摇摆不定。在女子患不孕尿癃闭及痔疮，在下为遗溺，在上喉嗌干。

22. 奇经八脉周身交会歌

【出处】　本歌选自人民卫生出版社 1961 年版《针灸歌赋》，著者不详。

【歌诀】　督脉起首下极俞，并与脊里上风府，

　　　　　过脑额鼻入龈交，为阳脉海都纲要。

　　　　　任脉起于中极底，上腹循喉承浆里，

阴脉之海任所为。冲脉出胞至胸止，
旋复会咽络口唇，女人盛经为血室。
脉足少阴之肾经，与任督本于阴会，
三脉并起而异行。
阳跷起足跟之底，循外踝上入风池，
阴跷内踝循喉噎，本是阴阳脉别支。
诸阴会起阴维脉，发足少阴筑宾郄。
诸阳会起阳维脉，太阳之郄金门是。
带脉周环季胁间，会于维道足少阳。
所谓奇经之八脉，维系诸经乃顺常。

【白话解】 督脉起于少腹之内肾下胞中下极俞（与任脉、冲脉同出一源），进入脊骨内向上行于风府，进入脑，还出循头正中过百会、神庭、素髎至龈交，为阳脉之海，总督诸阳。任脉起于少腹之内肾下胞中即中极底下，上腹正中线循喉至承浆里，为阴脉之海。冲脉亦起于少腹之内肾下胞中，循肾经至胸止，然后复会咽部络口唇，在女人与月经相关为血室。肾经与任督冲交会阴。阳跷起足跟之底申脉，循外踝上入风池；阴跷起内踝下照海循喉咽，本是阴阳脉别支。阴维脉起于诸阴会，发足少阴郄穴筑宾；阳维脉起于诸阳会，发足太阳之郄金门穴。带脉周环季胁间，会于足少阳经的维道，有维系诸经的作用。

第二部分　刺法灸法歌赋

1. 十四经要穴主治歌

【出处】　本歌选自《医宗金鉴》，按头、胸腹、背、手、足分部，选
148 个经穴，以歌的形式突出每穴的主治病症。

(1) 头部

【歌诀】　百会主治卒中风，兼治癫痫儿病惊，

　　　　大肠下气脱肛病，提补诸阳气上升。

　　　　神庭主灸羊痫风，目眩头痛灸脑空，

　　　　翳风专刺耳聋病，兼刺瘰疬项下生。

　　　　上星通天主鼻渊，息肉痔塞灸能痊，

　　　　兼治头风目诸疾，炷如小麦灼相安。

　　　　哑门风府只宜刺，中风舌缓不能言，

　　　　颈项强急及瘼疭①，头风百病与伤寒。

　　　　头维主刺头风疼，目痛如脱泪不明，

　　　　禁灸随皮三分刺，兼刺攒竹更有功。

　　　　率谷酒伤吐痰眩，风池主治肺中寒，

　　　　兼治偏正头疼痛，颊车落颊风自痊。

　　　　临泣主治鼻不通，眵䁾②冷泪云翳生，

　　　　惊痫反视卒暴厥③，日晡④发疟胁下疼。

　　　　水沟中风口不开，中恶癫痫口眼㖞，

　　　　刺治风水头面肿，灸治儿风急慢灾。

　　　　承浆主治男七疝，女子瘕聚⑤儿紧唇，

　　　　偏风不遂刺之效，消渴牙疳⑥灸功深。

　　　　迎香主刺鼻失臭，兼刺面痒若虫行，

　　　　先补后泻三分刺，此穴须知禁火攻。

　　　　口眼㖞斜灸地仓，颊肿唇弛牙噤强，

失音不语目不闭，眴动⑦视物目䀮䀮。
听会主治耳聋鸣，兼刺迎香功最灵，
中风瘛疭㖞斜病，牙车脱臼齿根痛。
听宫主治耳聋鸣，睛明攒竹目昏蒙，
迎风流泪皆痒痛，雀目攀睛白翳生。

【注释】 ①瘛疭：瘛音赤，瘛疭即抽搐。

②眵䁾：俗称眼屎。

③暴厥：突然昏厥。

④日晡：午后3—5点。

⑤瘕聚：肿块之类，可散开者。

⑥牙疳：牙龈红肿痛烂。

⑦眴动：眼睑抽动。

【白话解】

百会主治卒中风，兼治癫痫儿病惊，
大肠下气脱肛病，提补诸阳气上升。
百会穴主治突然中风、癫痫病、小儿惊风。百会有升举阳气作用，所以还可治大肠等脏器下垂，脱肛病。
神庭主灸羊痫风，目眩头痛灸脑空，
翳风专刺耳聋病，兼刺瘰疬项下生。
灸神庭穴可治癫痫，灸脑空治头痛、目眩。针刺翳风穴治耳鸣耳聋，以及颈项下生瘰疬（淋巴结核）。
上星通天主鼻渊，息肉痔塞灸能痊，
兼治头风目诸疾，炷如小麦灼相安。
上星穴和通天穴主治鼻渊病（长期流脓性鼻涕和头痛），灸法可治鼻息肉阻塞鼻道。还可治疗头风疼痛，眼的各种病症，使用小如麦粒艾炷灸即可。
哑门风府只宜刺，中风舌缓不能言，
颈项强急及瘛疭，头风百病与伤寒。
哑门和风府穴针刺要谨慎，注意方向向下，主治中风失语、头风痛、头摇以及颈项部强硬拘急，全身痉挛抽搐。禁灸。

头维主刺头风疼，目痛如脱泪不明，

禁灸随皮三分刺，兼刺攒竹更有功。

头维穴禁灸，沿皮刺3分，可治头风疼痛、眼痛、流泪、视物不清。如配刺攒竹穴，效果更好。

率谷酒伤吐痰眩，风池主治肺中寒，

兼治偏正头疼痛，颊车落颊风自痊。

率谷穴治酒醉头痛、痰多、目眩。风池主治风寒束肺，兼治各种偏正头痛。用颊车穴可治落颊风（下颌脱臼）。

临泣主治鼻不通，眵矇冷泪云翳生，

惊痫反视卒暴厥，日晡发疟胁下疼。

头临泣穴主治鼻不通气，目肿目赤生眼屎，见风流泪，以及目生云翳。另外，还治惊风、痫证、目上视、突然昏厥、午后发疟疾、胁下疼痛。

水沟中风口不开，中恶癫痫口眼㖞。

刺治风水头面肿，灸治儿风急慢灾。

水沟穴主治中风病，口噤、中恶昏迷、癫痫发作、口眼㖞斜，针刺还治疗风水头面水肿，灸治小儿急惊风和慢惊风等症。

承浆主治男七疝，女子瘕聚儿紧唇，

偏风不遂刺之效，消渴牙疳灸功深。

承浆穴主治男子疝气，女子少腹瘕块或聚或散，小儿抽风牙关紧急，中风偏瘫也可以针刺有效。消渴病、走马牙疳病可以灸承浆。

迎香主刺鼻失臭，兼刺面痒若虫行，

先补后泻三分刺，此穴须知禁火攻。

针刺迎香穴可治鼻不闻香臭，面部如虫行痒感。针法宜斜刺三分，禁灸。

口眼㖞斜灸地仓，颊肿唇弛牙噤强，

失音不语目不闭，眴动视物目䀮䀮。

针灸地仓穴可治口眼㖞斜、面颊肿痛、牙关紧闭、目闭不全、眼球眴动，看物不清楚以及失声。

听会主治耳聋鸣，兼刺迎香功最灵，

中风瘈疭㖞斜病，牙车脱臼齿根痛。

听会穴配合迎香可治耳聋耳鸣，口眼㖞斜及痉挛，还可治下颌（牙车即下颌关节部）脱臼，牙痛症。

听宫主治耳聋鸣，睛明攒竹目昏蒙，

迎风流泪皆痒痛，雀目攀睛白翳生。

听宫针灸可治耳聋耳鸣；睛明穴、攒竹穴治迎风流泪，目痒、目痛、目生云翳及目视不清。

（2）胸腹部

【歌诀】　膻中穴主灸肺痈，咳嗽痰喘及气瘿[1]，

巨阙九种心疼痛，痰饮吐水息贲[2]宁。

上脘奔豚[3]与伏梁[4]，中脘主治脾胃伤，

兼治脾痛疟痰晕，痞满翻胃尽安康。

水分胀满脐突硬，水道不利灸之良，

神阙百病老虚泻，产胀溲难儿脱肛。

气海主治脐下气，关元诸虚泻浊遗，

中极下元虚寒病，一切癥冷总皆宜。

膺肿乳痈灸乳根，小儿龟胸[5]灸亦同，

呕吐吞酸灸日月，大赫专治病遗精。

天枢主灸脾胃伤，脾泻痢疾甚相当，

兼灸鼓胀[6]癥瘕[7]病，艾火多加病必康。

章门主治痞块病，但灸左边可拔根，

若灸肾积脐下气，两边齐灸自然平。

期门主治奔豚病，上气咳逆胸背痛，

兼治伤寒胁硬痛，热入血室[8]刺有功。

带脉主灸一切疝，偏坠木肾[9]尽成功，

兼灸妇人浊带下，丹田温暖自然停。

【注释】　①气瘿：颈部肿块，随喜怒加大。类甲状腺肿大。

②息贲：古病名，属肺之积。

③奔豚：古病名，属肾之积。

④伏梁：古病名，属心之积。

⑤龟胸：小儿佝偻病。

⑥鼓胀：腹部水肿胀大。

⑦瘕：腹腔内的肿块。

⑧血室：子宫。热入血室为行经时热邪侵入之病。

⑨木肾：病名，指睾丸肿大而不痛。

【白话解】

膻中穴主灸肺痈，咳嗽痰喘及气瘿，

巨阙九种心疼痛，痰饮吐水息贲宁。

膻中穴可针可灸，治疗肺痈初起、咳嗽、痰喘病以及痰气结聚颈下的瘿瘤病。巨阙穴治疗心前区疼痛、痰饮病，以及肺之积向上冲的息贲病。

上脘奔豚与伏梁，中脘主治脾胃伤，

兼治脾痛疟痰晕，痞满翻胃尽安康。

上脘穴可治奔豚病气上冲逆和心下有积块的伏梁病。中脘穴主治脾胃受伤所致的胃脘痛、疟疾、痰饮病、眩晕病，以及脘痞翻胃呕吐等症。

水分胀满脐突硬，水道不利灸之良，

神阙百病老虚泻，产胀溲难儿脱肛。

水分穴灸可治腹部水肿、小便不利。灸神阙可治疗各种老年和虚寒性泄泻，产妇小便不利和小儿久泻脱肛病。

气海主治脐下气，关元诸虚泻浊遗，

中极下元虚寒病，一切癩冷总皆宜。

气海穴调补脐下气，关元是补益大穴，治各种因虚而致的泄泻、遗尿、白浊等症。中极也治下焦虚寒病，可针可灸。

膺肿乳痈灸乳根，小儿龟胸灸亦同，

呕吐吞酸灸日月，大赫专治病遗精。

灸乳根可治疗胸膺肿痛，小儿发育不良之龟胸。灸日月可治呕吐吞酸，肝胃不和。针灸大赫可治遗精滑泄。

天枢主灸脾胃伤，脾泻痢疾甚相当，

兼灸鼓胀癥瘕病，艾火多加病必康。

灸治天枢穴可调补脾胃之气，治疗泄泻、痢疾、水臌、腹胀和腹部积块肿瘤病。应该较长时间治疗必有效果。

章门主治痞块病，但灸左边可拔根，

若灸肾积脐下气，两边齐灸自然平。

灸左侧的章门穴可治局部痞块，若治疗肾之积所致脐下气冲向上，则要灸两侧的章门。

期门主治奔豚病，上气咳逆胸背痛，

兼治伤寒胁硬痛，热入血室刺有功。

期门主治下腹气上冲逆的奔豚病，以及咳逆胸背疼痛，胁肋部硬胀、疼痛。针刺期门还治妇女热入血室，寒热往来，妄见神鬼等症。

带脉主灸一切疝，偏坠木肾尽成功，

兼灸妇人浊带下，丹田温暖自然停。

灸治带脉穴主治疝气、阴囊之病和白带病，一直灸到脐下丹田部温暖，病自然就好。丹田即关元部分，常灸可保健和治疗腹病。

（3）背部

【歌诀】腰俞主治腰脊痛，冷痹强急动作难，

腰下至足不仁冷，妇人经病溺赤痊。

至阳专治黄疸病，兼灸痞满喘促声，

命门老虚腰痛症，更治脱肛痔肠风。

膏肓一穴灸劳伤，百损诸虚无不良，

此穴禁针惟宜灸，千金百壮效非常。

大杼主刺身发热，兼刺疟疾咳嗽痰，

神道惟灸背上病，怯怯短气艾火添。

风门主治易感风，风寒痰嗽吐血红，

兼治一切鼻中病，艾火多加嗅自通。

肺俞内伤嗽吐红，兼灸肺痿与肺痈，

小儿龟背亦堪灸，肺气舒通背自平。

膈俞主治胸胁痈，兼灸痰疟痃癖①攻，

更治一切失血症，多加艾灼总收功。

肝俞主灸积聚病，兼灸气短语声轻，

更同命门一并灸，能使瞽②目重复明。

胆俞主灸胁满呕，惊悸卧睡不能安，

兼灸酒疸③目黄色，面发赤斑灸自痊。

脾俞主灸肠脾胃，吐泻疟痢疝瘕癥，

喘急吐血诸般证，更治婴儿慢脾风④。

三焦俞治胀满疼，积块坚硬痛不宁，

更治赤白休息痢⑤，刺灸此穴自然轻。

胃俞主治黄疸病，食毕头目即晕眩，

疟疾善饥不能食，艾火多加自可痊。

肾俞主灸下元虚，令人有子效多奇，

兼灸吐血聋腰痛，女疸⑥妇带不能遗。

大肠俞治腰脊痛，大小便难此可通，

兼治泄泻痢疾病，先补后泻要分明。

膀胱俞治小便难，少腹胀痛不能安，

更治腰脊强直痛，艾火多添疾自痊。

噫嘻主治久疟病，五脏疟灸脏俞平，

意舍主治胁满痛，兼疗呕吐立时宁。

身柱主治羊痫风⑦，咳嗽痰喘腰背痛，

长强惟治诸般痔，百劳穴灸汗津津。

【注释】 ①痞癖：古病名，脐腹部、胁肋部的癖块（肿块）。

②瞽：瞎也。

③酒疸：因酒引起的黄疸病。

④慢脾风：小儿由于吐泻过度而发生的体弱慢惊风症。

⑤休息痢：慢性时发时止之痢疾，犹阿米巴痢疾。

⑥女疸：因近女色而发黄疸，又名女劳疸。

⑦羊痫风：癫痫大发作状。

【白话解】

腰俞主治腰脊痛，冷痹强急动作难，

腰下至足不仁冷，妇人经病溺赤痊。

腰俞穴主治腰背因受寒疼痛，动作僵硬不舒，腰以下冷及麻木
不仁，还治月经病及泌尿系疾病。

至阳专治黄疸病，兼灸痞满喘促声，

命门老虚腰痛症，更治脱肛痔肠风。

至阳穴治黄疸病，灸法可治胸脘痞满咳喘。命门穴常治老年性、虚寒性腰痛症，还治脱肛、痔疮及便泄下血。

膏肓一穴灸劳伤，百损诸虚无不良，

此穴禁针惟宜灸，千金百壮效非常。

用艾灸法灸膏肓穴专治各种虚损证。孙思邈的《备急千金要方》记载，灸膏肓穴百壮，功效卓著。本穴禁针刺。

大杼主刺身发热，兼刺疟疾咳嗽痰，

神道惟灸背上病，怯怯短气艾火添。

针刺大杼穴可治发热、疟疾、咳嗽、痰多症。灸神道穴可治背部病痛，气短，胆怯等病。

风门主治易感风，风寒痰嗽吐血红，

兼治一切鼻中病，艾火多加嗅自通。

风门穴主治表虚易感冒风寒，咳嗽、痰中带血以及鼻病，用艾灸可以恢复鼻的嗅觉。

肺俞内伤嗽吐红，兼灸肺痿与肺痈，

小儿龟背亦堪灸，肺气舒通背自平。

肺俞穴调肺气，治内伤久嗽、痰中带血。用灸法（慎用）还可治疗肺痿和肺痈初起。坚持灸肺俞还可治疗小儿发育不良之龟背症。肺气通调，体质强壮，其背自平。

膈俞主治胸胁痛，兼灸痰疟痃癖攻，

更治一切失血症，多加艾灼总收功。

膈俞是血会，主治一切失血证，胸胁痛证，疟疾，痰饮，胁肋部、脐腹部痃块积聚。虚性证多用艾灸即有效。

肝俞主灸积聚病，兼灸气短语声轻，

更同命门一并灸，能使瞽目重复明。

肝俞可刺灸，治疗腹内积聚痃块，肝气血不足之短气、声低。若与命门穴同灸，可以使盲者复明。

胆俞主灸胁满呕，惊悸卧睡不能安，

兼灸酒疸目黄色，面发赤斑灸自痊。

胆俞穴用灸法可治胸胁胀满、呕逆，胆虚而致易惊心悸，睡眠不安。还可用灸法治疗伤酒而致的黄疸病目黄染，颜面发红斑等症。

脾俞主灸肠脾胃，吐泻疟痢疸痕瘕，

喘急吐血诸般证，更治婴儿慢脾风。

灸治脾俞可以调理胃肠和脾胃功能，治疗吐泻，疟疾，痢疾，黄疸，脘腹部的痞块积聚以及脾虚不统血所致的吐血、衄血，喘证，婴儿慢性疳积、发育不良造成的抽风症。

三焦俞治胀满疼，积块坚硬痛不宁，

更治赤白休息痢，刺灸此穴自然轻。

三焦俞可刺可灸，主治气滞脘腹胀满疼痛，腹部积块疼痛，痢疾下痢赤白，以及慢性休息痢。

胃俞主治黄疸病，食毕头目即晕眩，

疟疾善饥不能食，艾火多加自可痊。

胃俞穴主治黄疸，脾胃虚弱之晕眩、不能进食、消化力弱，或胃功能亢进之消谷善饥，疟疾等症，常用艾灸法治疗有效。

肾俞主灸下元虚，令人有子效多奇，

兼灸吐血聋腰痛，女疸妇带不能遗。

灸治肾俞穴主治肾气虚所致的不孕症，腰痛，耳聋，吐血；因房劳过度所致的黄疸病（女劳疸）及妇女白带多，尿不利或遗尿，遗精等症。

大肠俞治腰脊痛，大小便难此可通，

兼治泄泻痢疾病，先补后泻要分明。

针灸大肠俞可治疗腰脊部疼痛，大便秘结，小便不利，还可治疗各种泄泻和痢疾，手法要注意补泻，宜先补后泻。

膀胱俞治小便难，少腹胀痛不能安，

更治腰脊强直痛，艾火多添疾自痊。

灸膀胱俞可治疗小便不利，少腹胀满疼痛，以及腰脊部僵硬活动不利和疼痛。

譩譆主治久疟病，五脏疟灸脏俞平，

意舍主治胁满痛，兼疗呕吐立时宁。

灸譩譆穴可调脏腑之气，治疗久治不愈的疟疾。意舍穴主治胁肋部胀满疼痛和呕逆症。

身柱主治羊痫风，咳嗽痰喘腰背痛，

长强惟治诸般痔，百劳穴灸汗津津。

身柱穴主治癫痫抽风角弓反张，咳嗽喘、痰多和背腰疼痛。长强穴主要治疗各种痔疮，灸百劳穴可治阳虚多汗、自汗。

（4）手部

【歌诀】 尺泽主刺肺诸疾，绞肠痧①痛锁喉风②，
伤寒热病汗不解，兼刺小儿急慢风。
列缺主治嗽寒痰，偏正头疼治自瘥，
男子五淋③阴中痛，尿血精出灸便安。
经渠主刺疟寒热，胸背拘急胀满坚，
喉痹咳逆气数欠，呕吐心痛亦可瘥。
太渊主刺牙齿病，腕肘无力或疼痛，
兼刺咳嗽风痰疾，偏正头痛无不应。
鱼际主灸牙齿痛，在左灸左右同然，
更刺伤寒汗不出，兼治疟疾方欲寒。
少冲主治心胆虚，怔忡④癫狂不可遗，
少商惟针双蛾痹⑤，血出喉开功最奇。
少海主刺腋下瘰，漏臂痹痛羊痫风，
灵道主治心疼痛，瘛疭暴瘖⑥不出声。
通里主治温热病，无汗懊侬心悸惊，
喉痹苦呕暴瘖哑，妇人经漏过多崩。
神门主治悸怔忡，呆痴中恶恍惚惊，
兼治小儿惊痫证，金针补泻疾安宁。
少府主治久痎疟，肘腋拘急痛引胸，
兼治妇人挺痛痒⑦，男子遗尿偏坠⑧痛。
曲泽主治心痛惊，身热烦渴肘掣疼，
兼治伤寒呕吐逆，针灸同施立刻宁。
间使主治脾寒证，九种心疼疟渴生，
兼治瘰疬⑨生项下，左右针灸自然平。
内关主刺气块攻，兼灸心胸胁痛疼，
劳热疟疾审补泻，金针抽动立时宁。
痰火胸痛刺劳宫，小儿口疮针自轻，
兼刺鹅掌风⑩证候，先补后泻效分明。

商阳主刺卒中风，暴仆昏沉痰塞壅，
少商中冲关并少，三棱血出立回生。
三里三间并二间，主治牙痛食物难，
兼治偏风眼目疾，针灸三穴莫教偏。
合谷主治破伤风，痹痛筋急针止疼，
兼治头上诸般病，水肿产难小儿惊。
阳溪主治诸热证，瘾疹[11]痂疥亦当针，
头痛牙痛咽喉痛，狂妄惊中见鬼神。
曲池主治中风是，手挛筋急痛痹风，
兼治一切疟疾病，先寒后热自然平。
肩井一穴治仆伤，肘臂难抬浅刺良，
肩髃主治瘫痪疾，手挛肩肿效非常。
少泽主治衄不止，兼治妇人乳肿疼，
大陵一穴何专主，呕血疟疾有奇功。
前谷主治癫痫疾，颈项肩背痛难堪，
更能兼治产无乳，小海喉龈肿痛痊。
腕骨主治臂腕疼，五指诸疾治可平，
后溪能治诸疟疾，能令癫痫渐渐轻。
阳谷主治头面病，手膊诸疾有多般，
兼治痔漏阴痿疾，先针后灸自然痊。
支正穴治七情郁，肘臂十指尽皆挛，
兼治消渴[12]饮不止，补泻分明自可安。
液门主治喉龈肿，手臂红肿出血灵，
又治耳聋难得睡，刺入三分补自宁。
中渚主治肢木麻，战振蜷挛力不加，
肘臂连肩红肿痛，手背痈毒治不发。
阳池主治消渴病，烦闷口干疟热寒，
兼治折伤手腕痛，持物不得举臂难。
外关主治脏腑热，肘臂胁肋五指疼，
瘰疬结核连胸颈，吐衄不止血妄行。
支沟中恶[13]卒心痛，大便不通胁肋疼，
能泻三焦相火盛，兼治血脱晕迷生。

天井主治瘰疬疹，角孙惟主目翳生，

耳门耳聋聤耳[14]病，丝竹空穴治头风。

【注释】 ①绞肠痧：急性腹痛、吐泻病。

②锁喉风：咽喉肿痛。

③五淋：五种淋证，即石淋、气淋、膏淋、劳淋、血淋。

④怔忡：心气虚，心悸动，害怕发愣。

⑤蛾痹：双侧扁桃腺肿痛。

⑥暴瘖：失声。

⑦挺痛痒：指子宫脱垂，外阴痛痒。

⑧偏坠：男子疝气。

⑨瘰疬：颈下淋巴结肿大，结核之类。

⑩鹅掌风：手癣。

⑪瘾疹：荨麻疹。

⑫消渴：即糖尿病之类的疾病。

⑬中恶：病名，冒犯不正之气而昏厥抽搐。

⑭聤耳：中耳炎之类的疾病。

【白话解】

尺泽主刺肺诸疾，绞肠痧痛锁喉风，

伤寒热病汗不解，兼刺小儿急慢风。

毫针刺尺泽或放血，可以治疗肺部外感内伤、咳喘等各种疾患；干霍乱的腹中绞痛、闷乱、脉伏（即绞肠痧）；扁桃体急性肿大及咽喉疼痛音哑；外感风寒身热有汗，但症未解；以及小儿急慢惊风。

列缺主治嗽寒痰，偏正头疼治自痊，

男子五淋阴中痛，尿血精出灸便安。

针灸列缺穴可治疗咳嗽，风寒痰证；外感头痛及偏头痛；男性小便淋漓或血淋、石淋、膏淋等证，阴茎内疼痛、遗精症（因列缺通任脉，又是络穴）。

经渠主刺疟寒热，胸背拘急胀满坚，

喉痹咳逆气数欠，呕吐心痛亦可痊。

针刺经渠穴主治疟疾，发热恶寒、胸背部胀满、咳嗽气逆、咽喉肿痛、心痛、呕吐。

太渊主刺牙齿病，腕肘无力或疼痛，

兼刺咳嗽风痰疾，偏正头痛无不应。

针刺太渊穴可以治疗腕肘关节无力、疼痛；牙痛、偏正头痛，以及咳嗽、痰多、中风病等。

鱼际主灸牙齿痛，在左灸右左同然，

更刺伤寒汗不出，兼治疟疾方欲寒。

鱼际穴用灸法可治牙痛，左侧牙痛灸左侧鱼际穴，右侧牙痛灸右侧鱼际穴。另外，针刺鱼际穴可治伤寒表实无汗，疟疾病发作恶寒时针刺鱼际最好。

少冲主治心胆虚，怔忡癫狂不可遗，

少商惟针双蛾痹，血出喉开功最奇。

针刺少冲穴可治心胆气虚证，更是心悸怔忡、易惊、癫痫发狂证的必用穴。针刺少商穴或三棱针刺放血治疗扁桃体肿大、疼痛、发声困难有奇效。

少海主刺腋下瘰，漏臂痹痛羊痫风，

灵道主治心疼痛，瘛疭暴瘖不出声。

针刺少海穴可治腋下瘰病，因风寒湿引起的臂肘疼痛和癫痫抽风。针刺灵道穴可治心痛、抽搐和因外感或内伤造成的突然音哑，甚至不能发声，效果很好。

通里主治温热病，无汗懊憹心悸惊，

喉痹苦哑暴瘖哑，妇人经漏过多崩。

针刺通里穴可治外感疫邪造成的热病、心悸心烦、精神不安，还可治咽喉发炎疼痛，甚至音哑或发不出声、呕吐。治妇女月经不调，月经过多的血崩或经少而不停的漏经。本穴为手少阴经的络穴。

神门主治悸怔忡，呆痴中恶恍惚惊，

兼治小儿惊痫证，金针补泻疾安宁。

神门穴为心经的原穴，针刺可治心悸怔忡（重症心悸，心胸部极难受），突受刺激、神志恍惚或痴呆病。还可治小儿惊风抽搐和癫痫病。

少府主治久疟疟，肘腋拘急痛引胸，

兼治妇人挺痛痒，男子遗尿偏坠痛。

针刺少府穴可治疟疾病（疟疟就是疟疾），胸部腋肘部互相牵引，拘急疼痛。还可治妇女子宫下垂出阴道的阴挺病，阴部疼痛发痒，男人遗尿和疝气睾丸疼痛。

曲泽主治心痛惊，身热烦渴肘掣疼，

兼治伤寒呕吐逆，针灸同施立刻宁。

曲泽穴是手厥阴心包经的合穴，主要治疗心痛心悸，热病心烦口渴或因外感风寒引起的呕吐，还有肘臂痉挛疼痛，用针刺或艾灸法施治效果好。

间使主治脾寒证，九种心疼疟渴生，

兼治瘰疬生项下，左右针灸自然平。

间使穴主治脾阳虚寒证的呕吐、胃痛、疼痛部位各异的心痛、疟疾病、发热、口渴，还治颈项部的瘰疬病，针刺或艾灸左右手的间使穴效果好。

内关主刺气块攻，兼灸心胸胁痛疼，

劳热疟疾审补泻，金针抽动立时宁。

内关穴是心包经的络穴，又是八脉交会穴之一，通阴维脉。针刺内关穴可治疗有气上攻的奔豚证。艾灸内关可治因阳气虚寒造成的心胸部胁部疼痛。虚劳病阴虚发热与疟疾病的寒热往来发热是不相同的，补泻手法要审察清楚，提插捻转金针，以上病症很快可好转。

痰火胸痛刺劳宫，小儿口疮针自轻，

兼刺鹅掌风证候，先补后泻效分明。

针刺劳宫穴可治痰火壅结于胸的胸痛，还治口疮，对小儿施治时针刺手法要轻，还可用先补后泻的手法治疗鹅掌风。

商阳主刺卒中风，暴仆昏沉痰塞壅，

少商中冲关并少，三棱血出立回生。

商阳穴主治突然发生的中风病，患者发病急，昏迷不醒，痰涎壅塞于喉，再用三棱针刺少商、商阳、中冲、关冲和少冲穴放血，病人生命可获救。

三里三间并二间，主治牙痛食物难，

兼治偏风眼目疾，针灸三穴莫教偏。

手三里、三间、二间3个穴主治牙痛，偏头昏痛、口和眼病。三间穴是手阳明大肠经的"输"穴。此三穴可用刺法，亦可用灸法。

合谷主治破伤风，痹痛筋急针止疼，

兼治头上诸般病，水肿产难小儿惊。

合谷穴是手阳明大肠经的原穴，在针灸学中是一个非常重要的穴位。它可治中医急症；止破伤风的抽搐；关节肌肉因受外邪疼痛挛急时针此穴可止痛；主治头面部诸病：头痛，目赤肿痛，鼻衄，齿痛，牙关紧闭，口眼㖞斜，耳聋，疟腮，咽喉肿痛。还可治水肿病、滞产和小儿受惊抽风。由于属大肠经穴，故可治腹痛。此穴孕妇不宜针。

阳溪主治诸热证，瘾疹痂疥亦当针，

头痛牙痛咽喉痛，狂妄惊中见鬼神。

阳溪穴主治发热证，皮肤病中内蕴湿热复感风寒而发的荨麻疹，头痛、牙齿痛和咽喉肿痛，神志病中易受惊、妄想、发狂。

曲池主治中风是，手挛筋急痛痹风，

兼治一切疟疾病，先寒后热自然平。

曲池穴为手阳明大肠经的"合"穴。主治中风上肢不遂、痹证、手抽筋疼痛、先寒后热的疟疾病。在临床上曲池治热病，咽喉肿痛、齿痛、目赤痛、头昏、腹痛吐泻的效果都很好。

肩井一穴治仆伤，肘臂难抬浅刺良，

肩髃主治瘫痪疾，手挛肩肿效非常。

肩井穴是足少阳胆经的穴，又是手少阳三焦经与阳维脉的交会穴，主治跌仆扭伤，臂肘疼痛或上肢不遂。临床上还治头项强痛、肩背痛。由于穴下内为肺尖，所以必须浅刺。肩髃穴是手阳明大肠经与阳跷脉的交会穴，主治肩臂肿痛抽筋或不遂。在临床上针刺此穴治以上病症效果很好。

少泽主治衄不止，兼治妇人乳肿疼，

大陵一穴何专主，呕血疟疾有奇功。

少泽穴为手太阳小肠经的"井"穴。主治热病、鼻衄血，还治妇女乳房生疮肿痛。大陵穴是手厥阴心包经的原穴，主治胃痛呕血和疟疾病。

前谷主治癫痫疾，颈项肩背痛难堪，

更能兼治产无乳，小海喉龈肿痛痊。

前谷、小海两穴均为手太阳小肠经之穴，前谷主治癫痫病、颈项部及肩背臂部疼痛，还可治产后少乳。小海穴主治咽喉痛、齿痛、牙龈肿痛。

腕骨主治臂腕疼，五指诸疾治可平，

后溪能治诸疟疾，能令癫痫渐渐轻。

腕骨、后溪两穴均为手太阳小肠经之穴。腕骨穴主治手臂及腕指疼痛。后溪穴主治疟疾病和癫痫病，坚持针刺治疗可使病情减轻。

阳谷主治头面病，手膊诸疾有多般，

兼治痔漏阴痿疾，先针后灸自然痊。

阳谷穴为小肠经的"经"穴，主治头痛目眩，耳聋，耳鸣，手臂疼痛，痔疮漏血，阳痿。先用针刺后用艾灸法疗效较好。

支正穴治七情郁，肘臂十指尽皆挛，

兼治消渴饮不止，补泻分明自可安。

支正穴为手太阳经的络穴，主治情志抑郁、臂肘和手指痉挛疼痛、消渴病的上消口渴。分析辨证，施用补法或泻法，疾病会好转。

液门主治喉龈肿，手臂红肿出血灵，

又治耳聋难得睡，刺入三分补自宁。

液门穴主治咽喉齿龈肿痛、手臂红肿、耳聋、失眠症。浅刺用补法治失眠或睡不安宁，疗效好。

中渚主治肢木麻，战振蜷挛力不加，

肘臂连肩红肿痛，手背痈毒治不发。

中渚穴主治上肢麻木、振颤挛缩无力或肘臂连及肩部红肿疼痛、手背部红热肿痛长疮。

阳池主治消渴病，烦闷口干疟热寒，

兼治折伤手腕痛，持物不得举臂难。

阳池穴主治消渴病、心烦闷、口干渴及疟疾病，还治腕和手臂疼痛不能拿举东西或手臂跌打损伤痛。

外关主治脏腑热，肘臂胁肋五指疼，

瘰疬结核连胸颈，吐衄不止血妄行。

外关穴是三焦经的络穴，又是八脉交会穴之一，通阳维脉，在临床上是重要穴位。它可主治热病、胁肋疼痛、臂肘手指风湿痹痛、胸颈部结核病淋巴结肿大、吐血及衄血。

支沟中恶卒心痛，大便不通胁肋疼，

能泻三焦相火盛，兼治血脱晕迷生。

支沟穴主治中邪恶邪气后突发的心痛证、大便秘结不通、胁肋痛，还能泻三焦火和治大出血造成的昏迷。

天井主治瘰疬疹，角孙惟主目翳生，

耳门耳聋聤耳病，丝竹空穴治头风。

天井穴主治瘰疬和出疹子。角孙穴主治目睛上生翳障。耳门穴主治耳聋及耳廓生疮化脓。丝竹空穴专治头痛头昏。

（5）足部

【歌诀】 隐白主治心脾痛，筑宾能医气疝疼，

照海穴治夜发痉^①，兼疗消渴便不通。

大都主治温热病，伤寒厥逆呕闷烦，

胎产百日内禁灸，千金主灸大便难。

太白主治痔漏疾，一切腹痛大便难，

痞疸寒疟商丘主，兼治呕吐泻痢痊。

公孙主治痰壅膈，肠风下血积块疴，

兼治妇人气蛊^②病，先补后泻自然瘥。

三阴交治痞满坚，痼冷疝气脚气缠，

兼治不孕及难产，遗精带下淋漓痊。

血海主治诸血疾，兼治诸疮病自轻，

阴陵泉治胁腹满，刺中下部尽皆松。

涌泉主刺足心热，兼刺奔豚疝气疼，

血淋气痛疼难忍，金针泻动自安宁。

然谷主治喉痹风，咳血足心热遗精，

疝气温疟多渴热，兼治初生儿脐风^③。

太溪主治消渴病，兼治房劳不称情，

妇人水蛊④胸胁满，金针刺后自安宁。
阴谷舌纵口流涎，腹胀烦满小便难，
疝痛阴痿及痹病，妇人漏下亦能痊。
复溜血淋宜平灸，气滞腰疼贵在针，
伤寒无汗急泻此，六脉沉伏即可伸。
大敦治疝阴囊肿，兼治脑衄破伤风，
小儿急慢惊风病，炷如小麦灸之灵。
行间穴治儿惊风，更刺妇人血蛊⑤癥，
浑身肿胀单腹胀，先补后泻自然平。
太冲主治肿胀满，行动艰辛步履难，
兼治霍乱⑥吐泻证，手足转筋灸可痊。
中封主治遗精病，阴缩⑦五淋溲便难，
膨胀瘿气随年灸，三里合灸步履艰。
曲泉癀疝阴股痛，足膝胫冷久失精，
兼治女子阴挺痒，少腹冷痛血瘕癥。
伏兔主刺腿膝冷，兼刺脚气痛痹风，
若逢穴处生疮疖，说与医人莫用功。
阴市主治痿不仁，腰膝寒如注水浸，
兼刺两足拘挛痹，寒疝⑧少腹痛难禁。
足三里治风湿中，诸虚耳聋上牙疼，
噎膈⑨膨胀水肿喘，寒湿脚气及痹风。
解溪主治风水气，面腹足肿喘嗽频，
气逆发噎头风眩，悲泣癫狂悖与惊。
陷谷主治水气肿，善噎痛疝腹肠鸣，
无汗振寒痰疟病，胃脉得弦泻此平。
内庭主治痞满坚，左右缪灸腹响宽，
兼刺妇人食蛊⑩胀，行经头晕腹疼安。
厉兑主治尸厥⑪证，惊狂面肿喉痹风，
兼治足寒膝膑肿，相偕隐白梦魇灵。
飞扬主治步艰难，金门能疗病癫痫，
足腿红肿昆仑主，兼治齿痛亦能安。
昼发痫证治若何，金针申脉起沉疴，

上牙疼兮下足肿，亦针此穴自平和。

环跳主治中风湿，股膝筋挛腰痛疼，

委中刺血医前证，开通经络最相应。

阳陵泉治痹偏风，兼治霍乱转筋疼，

承山主针诸痔漏，亦治寒冷转筋灵。

阳辅主治膝酸痛，腰间溶溶似水浸，

肤肿筋挛诸痿痹，偏风不遂灸功深。

风市主治腿中风，两膝无力脚气冲，

兼治浑身麻瘙痒，艾火烧针皆就功。

悬钟主治胃热病，腹胀肋痛脚气疼，

兼治脚胫湿痹痒，足指疼痛针可停。

丘墟主治胸胁痛，牵引腰腿髀枢中，

小腹外肾脚腕痛，转筋足胫不能行。

颈肩腋下马刀疮[12]，连及胸胁乳痈疡，

妇人月经不利病，下临泣穴主治良。

侠溪主治胸胁满，伤寒热病汗难出，

兼治目赤耳聋痛，颔肿口噤疾堪除。

窍阴主治胁间痛，咳不得息热躁烦，

痈疽头痛耳聋病，喉痹舌强不能言。

【注释】 ①痓：痉挛。

②气蛊：蛊音鼓。腹中因气、虫、水皆可产生臌胀病。

③脐风：即破伤风。

④水蛊：水臌胀病。

⑤血蛊：因血证致臌胀者。

⑥霍乱：指吐泻严重。

⑦阴缩：生殖器内缩的病。

⑧寒疝：疝气，因寒而痛重者。

⑨噎膈：食管肿瘤。

⑩食蛊：因积食臌胀者。

⑪尸厥：突然昏厥如死状。

⑫马刀疮：连成片或串的疮，类似带状疱疹。

【白话解】

隐白主治心脾痛，筑宾能医气疝疼，

照海穴治夜发痓，兼疗消渴便不通。

隐白穴为脾经穴，主治心痛证和脾病造成的胁肋疼痛。筑宾穴为肾经穴，主治疝气疼痛。照海为肾经穴，也是八脉交会穴之一，通阴跷脉，主治失眠症、消渴病和大便秘结。

大都主治温热病，伤寒厥逆呕闷烦，

胎产百日内禁灸，千金主灸大便难。

大都穴主治热病、外感风寒引起的四肢厥冷、呕吐、胸闷心烦，妇人产后百日内禁止艾灸法，《千金方》中灸此穴可治大便秘结。

太白主治痔漏疾，一切腹痛大便难，

痞疸寒疟商丘主，兼治呕吐泻痢瘥。

太白穴为脾经原穴，主治痔疮痔漏、腹痛大便秘结。商丘穴治腹部痞闷胀满、黄疸、疟疾、呕吐、泻痢。

公孙主治痰壅膈，肠风下血积块疴，

兼治妇人气蛊病，先补后泻自然瘥。

公孙穴是脾经的络穴，八脉交会穴之一，通于冲脉，主治痰涎壅塞膈部的胃痞胀满，慢性肠炎和痢疾造成的大便脓血，腹中气滞造成的腹部膨大或瘀血造成的腹有肿块。针此穴用先补后泻的手法效果较好。

三阴交治痞满坚，痼冷疝气脚气缠，

兼治不孕及难产，遗精带下淋漓瘥。

三阴交是脾经、肾经、肝经的交会穴，为临床常用的重要穴位。主治腹部的痞闷胀满，大便秘结不通，疝气病，脚气病，小腹冷，妇人不孕症和难产，白带多变、色有臭味，男子遗精，小便不畅或遗尿症。

血海主治诸血疾，兼治诸疮病自轻，

阴陵泉治胁腹满，刺中下部尽皆松。

血海主治月经不调、崩漏、闭经等有关血的疾患，还治瘾疹、湿疹、丹毒及生疮病。阴陵泉主治胁部和腹部胀满，此穴在小腿，刺此穴则胁腹部胀满可好转。以上两穴为脾经穴。

涌泉主刺足心热，兼刺奔豚疝气疼，

血淋气痛疼难忍，金针泻动自安宁。

涌泉为肾经井穴，主治脚心发热，疝气及气从小腹上冲的奔豚病，还可治小便中带血、淋漓不通、尿疼痛症，用"泻"的手法治疗效果较好。

然谷主治喉痹风，咳血足心热遗精，

疝气温疟多渴热，兼治初生儿脐风。

然谷穴为肾经穴，主治咽喉肿痛，脚心热、遗精、咳血、疝气、疟疾发热口渴，还治新生儿伤风抽搐。

太溪主治消渴病，兼治房劳不称情，

妇人水蛊胸胁满，金针刺后自安宁。

太溪是肾经原穴。主治：消渴病，房室过劳引起的肾亏（见腰痛遗精阳痿、月经不调、小便频等症），还有妇女因水毒结于腹部的水蛊证（腹水）及胸胁部痞满，用针刺法治疗效果好。

阴谷舌纵口流涎，腹胀烦满小便难，

疝痛阴痿及痹病，妇人漏下亦能痊。

阴谷穴是肾经穴，主治舌头弛纵不收，流唾液症，腹部胀，心烦，排小便困难，疝气疼痛，阳痿，膝及腘窝部酸痛，妇女月经不调漏下病。

复溜血淋宜平灸，气滞腰疼贵在针，

伤寒无汗急泻此，六脉沉伏即可伸。

复溜穴用灸法可治尿血淋漓病。用针刺法治气滞腹胀、腰痛，还可用针刺泻法治外感寒邪无汗表实证，使汗出表解，脉平和。

大敦治疝阴囊肿，兼治脑衄破伤风，

小儿急慢惊风病，炷如小麦灸之灵。

大敦为肝经井穴，主治疝气阴囊肿、破伤风的抽搐。对小儿急惊风和慢惊风证可用灸法，在此穴位以小麦粒大小的艾炷灸之有效。

行间穴治儿惊风，更刺妇人血蛊癥，

浑身肿胀单腹胀，先补后泻自然平。

行间穴为肝经穴，主治小儿惊风、妇人因气血水毒结于腹部形成的血蛊病，腹部有肿块。全身肿或只有腹肿胀，用先补后泻的手法疗效好。

太冲主治肿胀满，行动艰辛步履难，

兼治霍乱吐泻证，手足转筋灸可痊。

太冲穴是肝经原穴，主治水肿腹部胀满，下肢痿证或痹证形成的行步艰难。还可用灸法治霍乱病吐泻、手足抽筋。

中封主治遗精病，阴缩五淋溲便难，

臌胀瘿气随年灸，三里合灸步履艰。

中封穴主治遗精、阴囊阴茎萎缩、淋病小便不通。腹中有水的鼓胀病和甲状腺肿大的气瘿病应长时间用灸法治疗。中封穴和足三里穴共同灸，可治下肢疼痛痿软，行步艰难。

曲泉癞疝阴股痛，足膝胫冷久失精，

兼治女子阴挺痒，少腹冷痛血瘕癥。

曲泉为肝经穴，主治疝气阴部疼痛、膝胫足阳虚冷痛和遗精、妇女子宫脱垂阴部痛痒、少腹部冷痛及因气滞血瘀形成的肿块。

伏兔主刺腿膝冷，兼刺脚气痛痹风，

若逢穴处生疮疖，说与医人莫用功。

伏兔是足阳明胃经的穴，主治腿膝冷痛脉痹不仁、脚气病。如果穴位附近生疮疖，就不要刺此穴。

阴市主治痿不仁，腰膝寒如注水浸，

兼刺两足拘挛痹，寒疝少腹痛难禁。

阴市为胃经穴位，用针刺主治腰膝发冷，下肢疼痛痹证抽筋或痿证麻木不仁、寒疝少腹疼痛。

足三里治风湿中，诸虚耳聋上牙疼，

噎膈臌胀水肿喘，寒湿脚气及痹风。

足三里是胃经的"合"穴，有强壮作用，为保健要穴。本穴主治风湿外邪侵袭身体，下肢痹痛、脚气、身体虚弱、耳聋、上牙疼痛、进食不下的噎膈病，身体水肿，腹部臌胀、喘证。临床上还主治胃痛呕吐、泄泻、痢疾、便秘、肠痈。治法可针刺或艾灸。

解溪主治风水气，面腹足肿喘嗽频，

气逆发噎头风眩，悲泣癫狂悸与惊。

解溪为胃经的"经"穴，主治风气病与水气病，表现为颜面、腹部、足部水肿，频发喘息咳嗽，因气上逆造成的咽部气结和头晕，还治癫痫与发狂病。

陷谷主治水气肿，善噫痛疝腹肠鸣，

无汗振寒疟疟病，胃脉得弦泻此平。

陷谷是胃经"输"穴，主治水肿病、胃脘中气上逆的噫气、肠鸣、腹痛、疝气、疟疾病无汗症。临床切脉胃脉为弦脉，用针刺泻法疗效好。

内庭主治痞满坚，左右缪灸腹响宽，

兼刺妇人食蛊胀，行经头晕腹疼安。

内庭为胃经穴，主治腹部痞闷胀满，大便秘结，艾灸左右两个内庭穴，气畅腹鸣病得缓解，还可用针刺法治疗妇女臌胀病（食蛊：因饮食不调形成的腹胀如鼓），月经期的头晕和腹痛。

厉兑主治尸厥证，惊狂面肿喉痹风，

兼治足寒膝膑肿，相偕隐白梦魇灵。

厉兑为胃经的井穴，主治热病、突然四肢厥逆的昏迷证、齿痛面肿、咽喉肿痛和惊狂病，还可治脚发冷、膝关节肿大疼痛。如果和脾经的井穴隐白配合，还可治睡眠多梦。

飞扬主治步艰难，金门能疗病癫痫，

足腿红肿昆仑主，兼治齿痛亦能安。

飞扬是足太阳膀胱经的络穴，主治腰腿疼痛、行步困难。金门穴是足太阳经的郄穴，针刺能治癫痫病。昆仑穴可治足腿部红肿疼痛，还可治牙痛。

昼发痫证治若何，金针申脉起沉疴，

上牙疼兮下足肿，亦针此穴自平和。

申脉是八脉交会穴之一，通阳跷脉。针刺此穴可治癫痫、牙齿疼痛、足肿痛。

环跳主治中风湿，股膝筋挛腰痛疼，

委中刺血医前证，开通经络最相应。

环跳是足少阳胆经的穴，又是足少阳与带脉交会穴，主治风寒湿邪侵袭造成的腰痛、腿膝部筋痉挛疼痛。委中穴是膀胱经合穴，用三棱针点刺腘静脉出血治以上证最好。

阳陵泉治痹偏风，兼治霍乱转筋疼，

承山主针诸痔漏，亦治寒冷转筋灵。

阳陵泉是胆经的重要穴位，是八会穴之一，筋会阳陵泉；主治下肢痹证和痿证、霍乱病吐泻；腿腓肠肌抽筋；临床上治胆囊炎或结石引起的胆痛，口苦呕吐及黄疸病。承山为膀胱经穴，用针刺法主治痔疮、痔漏，还可治因寒造成的腿腓肠肌挛急疼痛。

阳辅主治膝酸痛，腰间溶溶似水浸，

肤肿筋挛诸痿痹，偏风不遂灸功深。

阳辅为胆经穴，主治腰膝冷痛，痹证、痿证的肌肤肿胀，筋痉挛疼痛。如果治中风后半身不遂用艾灸法，治疗时间长则会有效果。

风市主治腿中风，两膝无力脚气冲，

兼治浑身麻瘙痒，艾火烧针皆就功。

风市穴为胆经穴，主治因受风邪而造成的腿膝疼痛无力、脚气病、全身皮肤麻木瘙痒症，用艾灸法和火针法刺都很有效。

悬钟主治胃热病，腹胀肋痛脚气疼，

兼治脚胫湿痹痒，足指疼痛针可停。

悬钟又叫绝骨，胆经要穴，八会穴之一，髓会绝骨。主治胃脘热痛，腹胀胁肋疼痛，脚气病；还治因湿痹造成的脚胫部疼痛、瘙痒、足趾痛。

丘墟主治胸胁痛，牵引腰腿髀枢中，

小腹外肾脚腕痛，转筋足胫不能行。

丘墟为足少阳胆经穴，主治因胆囊病造成的胁肋疼，腰腿脚腕足疼痛，肌肉痉挛，行走困难。

颈肩腋下马刀疮，连及胸胁乳痈疡，

妇人月经不利病，下临泣穴主治良。

足临泣是胆经"输"穴，又是八脉交会穴之一，通于带脉。主治颈腋部结核病造成的淋巴结肿大、溃烂，胸胁部疮疡，乳痈，妇女月经不调。

侠溪主治胸胁满，伤寒热病汗难出，

兼治目赤耳聋痛，颔肿口噤疾堪除。

侠溪为胆经穴，主治热病汗难出症，还治目赤肿痛，耳鸣耳聋、下颌部肿痛、咽喉痛口难开合症。

窍阴主治胁间痛，咳不得息热躁烦，

痈疽头痛耳聋病，喉痹舌强不能言。

足窍阴是胆经的井穴。主治胁痛，咳嗽，身热烦躁，痈疽病，头痛，耳聋，咽喉疼痛，舌头强硬，说话困难。

2. 行针总要歌

【出处】 本歌出自《针灸大成》，明代杨继洲著。本歌论述了行针取穴的一些共性问题，诸如行针时要按病人体质之强弱胖瘦，身躯之高矮而决定针刺之浅深。要根据受针者之同身寸进行度量取穴，并应注意询问病人饥饱劳碌情况，凡阴雨天气及禁忌时日均不宜行针治疗。要求在治疗时应按经络的循行、阴升阳降的规律，揣寻穴位，进行傍刺、深刺或透刺。文中还详叙有关腧穴之部位以及某症选取某穴，某穴可针可灸等。针灸界传诵已久之名句"寸寸人身皆是穴，但开筋骨莫狐疑"即源于此歌，很有参考价值。

【歌诀】 黄帝金针法最奇，短长肥瘦在临时，
　　　　但将他手横纹处，分寸寻求审用之。
　　　　身体心胸或是短，身体心胸或是长，
　　　　求穴看纹还有理，医工此理要推详。
　　　　定穴行针须细认，瘦肥短小岂同群，
　　　　肥人针入三分半，瘦体须当用二分，
　　　　不肥不瘦不相同，如此之人但着中，
　　　　只在二三分内取，用之无失且收功。
　　　　大饥大饱宜避忌，大风大雨亦须容，
　　　　饥伤荣气饱伤腑，更看人神[1]俱避之。
　　　　妙针之法世间稀，多少医工不得知，
　　　　寸寸人身皆是穴，但开筋骨莫狐疑，
　　　　有筋有骨傍针去，无骨无筋须透之。
　　　　见病行针须仔细，必明升降阖开时，
　　　　邪入五脏须早遏，祟侵六脉浪翻飞，
　　　　乌乌稷稷[2]空中堕，静意冥冥起发机，
　　　　先补真阳元气足，次泻余邪九度嘘，
　　　　同身逐穴歌中取，捷法昭然经不迷。

百会三阳顶之中，五会天满名相同，
前顶之上寸五取，百病能祛理中风，
灸后火燥冲双目，四畔刺血令宣通，
井泉水洗原针穴，针刺无如灸有功。
前顶寸五三阳前，甄权曾云一寸言，
棱针出血头风愈，盐油揩根病自痊。
囟会顶前寸五深，八岁儿童不可针，
囟门未合那堪灸，二者须当记在心。
上星会前一寸斟，神庭星前发际寻，
诸风灸庭为最妙，庭星宜灸不宜针。
印堂穴并两眉攒，素髎面正鼻柱端，
动脉之中定禁灸，若燃此穴鼻齆酸。
水沟鼻下名人中，兑端张口上唇宫，
龈交二龈中间取，承浆下唇宛内踪，
炷艾分半悬浆灸，大则阳明脉不隆。
廉泉宛上定结喉，一名舌本立重楼，
同身捷法须当记，他日声名播九州。

【注释】 ①人神：不吉利之日。
②乌乌稷稷：鸟自由落下貌。

【白话解】
黄帝金针法最奇，短长肥瘦在临时，
但将他手横纹处，分寸寻求审用之。

针灸是非常奇妙的方法，医者应根据不同高矮肥瘦类型的病人分别进行治疗，利用患者手指同身寸的长度作为尺寸，度量取穴后针灸。

身体心胸或是短，身体心胸或是长，
求穴看纹还有理，医工此理要推详。

不同患者的形体胖瘦各不相同，因此取穴时应因人而异。医生要明白这个道理，才能取准穴位。

定穴行针须细认，瘦肥短小岂同群，
肥人针入三分半，瘦体须当用二分，

不肥不瘦不相同，如此之人但着中，
只在二三分内取，用之无失且收功。
大饥大饱宜避忌，大风大雨亦须容，
饥伤荣气饱伤腑，更看人神俱避之。

取穴行针需要仔细分辨，不同的病人因为形体高矮肥瘦不同而取穴并不相同，形体肥胖宜深刺，消瘦宜浅刺，不胖不瘦则取中，针二三分，既不深又不浅，便可取得疗效。大怒、过饱、饥饿时不宜针刺，大风大雨之时也不宜针刺。饥饿可伤及荣气，过饱可伤及脏腑，使机体损伤，所以不宜针刺。

妙针之法世间稀，多少医工不得知，
寸寸人身皆是穴，但开筋骨莫狐疑，
有筋有骨傍针去，无骨无筋须透之。

针灸的秘法很稀少，很多医生不知道。其实人体上处处都有穴位，只要避开骨骼、筋脉即可取到。有筋骨处须在筋骨边上刺入，没有骨骼和筋脉处应采用透针深刺法。

见病行针须仔细，必明升降阖开时，
邪入五脏须早遏，祟侵六脉浪翻飞，
乌乌稷稷空中堕，静意冥冥起发机，
先补真阳元气足，次泻余邪九度嘘，
同身逐穴歌中取，捷法昭然经不迷。

看到患者需要针刺治疗时要仔细考虑，必须明确疾病的轻重缓急，气血流注和穴位开阖时间，邪入五脏须早早遏止，病邪侵入六腑，经脉气血就有逆乱变化，脉象紊乱，似动中若隐若现，医生持针在手，如弩之扣机待发，必须专默精诚，不可稍事外顾。先补元阳之气，再多次反复泻出邪气，根据歌赋中的穴位选择使用，有条不紊，简捷有效。

百会三阳顶之中，五会天满名相同，
前顶之上寸五取，百病能祛理中风，
灸后火燥冲双目，四畔刺血令宣通，
井泉水洗原针穴，针刺无如灸有功。

百会、三阳、五会、天满均指头顶上的百会穴。百会距前顶穴1.5寸，能治疗多种疾病和中风病。如果灸百会穴发现上火，燥热上冲眼时，要先刺百会穴四边出血或眼周放血，然后再用新汲井泉水冲洗以泻其火。针刺百会治疗中气下陷等各种疾病如用灸法效果好。

前顶寸五三阳前，甄权曾云一寸言，

棱针出血头风愈，盐油揩根病自瘥。

前顶在百会穴前1.5寸处，甄权曾认为是1寸。用三棱针点刺前顶穴出血，然后用盐油涂于穴上，头风可被治愈。

囟会顶前寸五深，八岁儿童不可针，

囟门未合那堪灸，二者须当记在心。

囟会在前顶前1.5寸，8岁以前的儿童不可用针刺方法，因为囟门未闭，同时也不能用灸法，这两点须牢牢记住。

上星会前一寸斟，神庭星前发际寻，

诸风灸庭为最妙，庭星宜灸不宜针。

上星穴在前顶前1寸处，神庭穴在上星前发际处，诸风证应灸神庭穴，神庭和上星宜用灸法，不宜用针刺疗法。

印堂穴并两眉攒，素髎面正鼻柱端，

动脉之中定禁灸，若燃此穴鼻齆酸。

印堂穴在两眉头攒竹穴之间，素髎在鼻头顶端，此穴因靠近动脉所以禁灸，灸此穴可致夜间睡眠打齆和鼻子发酸。

水沟鼻下名人中，兑端张口上唇宫，

龈交二龈中间取，承浆下唇宛内踪，

炷艾分半悬浆灸，大则阳明脉不隆。

鼻下水沟穴又名人中穴，上唇中点是兑端穴，龈交穴在口内上齿唇系带处，承浆在唇下颏部凹陷中点处，用小的艾炷灸或悬灸，若艾炷壮数多则可致阳明脉不隆起。

廉泉宛上定结喉，一名舌本立重楼，

同身捷法须当记，他日声名播九州。

结喉上凹陷处是廉泉穴，又名舌本，重楼是悬雍垂。同身寸取穴的方法须牢牢记住，认真应用，日后名声会传遍九州大地。

3. 针法歌

【出处】 本歌选自《针灸大成》。主要讲述进针手法及呼吸、迎随、开阖等补泻手法。进针之前当认真消毒局部和针具，"含针口内"当摒弃。可参考现代针法应用。

【歌诀】 先说平针法，含针口内温，
　　　　 按揉令气散，掐穴故教深，
　　　　 持针按穴上，令他嗽一声，
　　　　 随嗽归天①部，停针再至人②，
　　　　 再停归地③部，待气候针沉，
　　　　 气若不来至，指甲切其经，
　　　　 次提针向病，针退天地人。
　　　　 补必随经刺，令他吹气频，
　　　　 随吹随左转，逐归天地人，
　　　　 待气停针久，三弹更熨温，
　　　　 出针口吸气，急急闭其门。
　　　　 泻欲迎经取，吸则内其针，
　　　　 吸时须右转，依次进天人，
　　　　 转针仍复吸，依法要停针，
　　　　 出针吸口气，摇动大其门。

【注释】 ①②③天人地：亦称"三才"，即进针的深度。天，浅部（皮内）；人，中部（肉内）；地，深部（筋骨之间）。

【白话解】
　　先说平针法，含针口内温，
　　按揉令气散，掐穴故教深，
　　持针按穴上，令他嗽一声，
　　随嗽归天部，停针再至人，
　　再停归地部，待气候针沉，
　　气若不来至，指甲切其经。
　　次提针向病，针退天地人。
　　先说平补平泻针法，将针含于口内温暖而后沾唾刺之（应弃之），首先用押手（左手）按揉穴位，使局部放松，然后以指重按进针部位，这样进针容易深而且不痛。可随病人咳嗽将针刺入浅部（天部），稍停再进较深的肉内（人部），再稍停刺入深部筋骨之间（地部）。针下有沉紧感即是得气，若针下未得气可以停针候气，或用指切循穴位所在之经，使催气至，得气为佳。得气后可以将针再退至天部，针尖刺向病灶部位，有针感，或至病处为最佳。

　　补必随经刺，令他吹气频，

　　随吹随左转，逐归天地人，

　　待气停针久，三弹更熨温，

　　出针口吸气，急急闭其门。

　　针刺补法包括针尖顺向经脉循行的方向刺，呼气时进针，以及拇指向前针向左转，逐渐刺入深部得气为佳。若候气催气，还可以用手指轻弹针柄，或是配合艾灸、温针等。补法出针应在患者吸气时，拔针后用棉球按压针孔。

　　泻欲迎经取，吸则内其针，

　　吸时须右转，依次进天人，

　　转针仍复吸，依法要停针，

　　出针吸口气，摇动大其门。

　　针刺泻法包括针尖逆着经脉循行的方向进针法；在患者吸气时向穴位内进针；食指向前使针右转，逐渐进深部；注意捻转针时要在吸气过程中；当患者吸气时拔出针，并摇大针孔，这些都是泻法。

4. 行针指要歌

　　【出处】　原载于《针灸大成》，《针灸聚英》亦收录，略有不同。主要列举风、水、结、劳、虚、气、嗽、痰、吐等常见病症的简要取穴和针灸法，有指导意义。

　　【歌诀】　或针风，先向风府百会中。

　　　　　　或针水，水分夹脐上边取。

　　　　　　或针结，针着大肠泻水穴。

　　　　　　或针劳，须向膏肓及百劳。

或针虚，气海丹田委中奇。

或针气，膻中一穴分明记。

或针嗽，肺俞风门须用灸。

或针痰，先针中脘三里间。

或针吐，中脘气海膻中补。

翻胃吐食一般针，针中有妙少人知。

【白话解】

或针风，先向风府百会中。

针灸治疗内风病或外风病，首先取风府和百会穴（此二穴均在头部，为督脉要穴）。

或针水，水分夹脐上边取。

针灸治疗各种水肿和水湿之邪为患，可在脐上 1 寸取水分穴（水分有通利小便、宣泄水湿的作用）。

或针结，针着大肠泻水穴。

针灸治疗气血郁结，大便不通，可针大肠俞或大肠经的荥穴二间（二间在五行属水，故云泻水穴，可能是用泻法）。

或针劳，须向膏肓及百劳。

针灸治疗劳损虚弱，可取膏肓穴和奇穴百劳。

或针虚，气海丹田委中奇。

针灸治疗气虚诸证，可取任脉的气海穴、脐下 3 寸的丹田部及配合委中穴有奇效。

或针气，膻中一穴分明记。

治疗各种气滞、气郁、短气，针灸膻中最有效，应记牢。

或针嗽，肺俞风门须用灸。

针灸治疗各种咳嗽，可灸肺俞和风门，以调理肺气，散风止嗽。

或针痰，先针中脘三里间。

针灸治疗各种痰证，要先针中脘和足三里穴（可以健脾胃、绝生痰之源）。

或针吐，中脘气海膻中补。

针灸治疗呕吐，取中脘、气海、膻中，用补法（可以理气降逆止呕逆）。

翻胃吐食一般针，针中有妙少人知。

至于食入即吐的翻胃证，也可以采用上三穴，针法有奥妙，应当多体验。

5. 杂病穴法歌

【出处】　本歌为明代李梴所著，载于《医学入门》。杨继洲的《针灸大成》收录此歌并注解。本歌主要叙述寒热虚实诸类杂证，故名"杂病穴法歌"。为方便学习，本文将杨继洲的注解部分（括号内文字）一并翻译参考。歌中阐述杂症包括内、外、妇、儿、五官及急症等的取穴，针刺深浅和手法的应用，很实用有效，有相当临床指导价值。对了解杨继洲的《针灸大成》亦有帮助。

【歌诀】　杂病随症选杂穴，仍兼原合①与八法②。

经络原会别论详，脏腑俞募③当谨始。

根结④标本理玄微，四关三部⑤识其处。

伤寒一日刺风府，阴阳分经次第取。

（伤寒一日太阳风府，二日阳明之荥，三日少阳之俞，四日太阴之井，五日少阴之俞，六日厥阴之经。在表刺三阳经穴，在里刺三阴经穴。六日过经未汗，刺期门、三里，古法也。惟阴症灸关元穴为妙。）

汗吐下法非有他，合谷内关阴交杵⑥。

（汗，针合谷入二分，行九九数，搓数十次，男左搓，女右搓。得汗行泻法，汗止身温出针。如汗不止，针阴市，补合谷。吐，针内关入三分，先补六次，泻三次，行子午捣臼法三次，提气上行，又推戳一次，病人多呼几次，即吐。如吐不止，补九阳数，调匀呼吸，三十六度，吐止，徐出针，急扪穴。吐不止，补足三里。下，针三阴交入三分，男左女右，以针盘旋，右转六阴数毕，用口鼻闭气，吞鼓腹中，将泻插一下，其人即泄。鼻吸手泻三十六遍，方开口鼻之气，插针即泄。如泄不止，针合谷，升九阳数。凡汗、吐、下，仍分阴阳补泻，就流注穴行之尤妙。）

一切风寒暑湿邪，头疼发热外关起，

头面耳目口鼻病，曲池合谷为之主。

偏正头疼左右针（左疼针右），列缺太渊不用补，头风目眩项捩强⑦，申脉金门手三里。

赤眼迎香出血奇，临泣太冲合谷侣（眼肿血烂，泻足临泣），

耳聋临泣（补、足）与金门，合谷（俱泻）针后听人语。

鼻塞鼻痔⑧及鼻渊，合谷太冲（俱泻）随手取，

口禁喝斜流涎多，地仓颊车仍可举。

口舌生疮舌下窍，三棱刺血非粗卤（舌下两边紫筋），

舌裂出血寻内关，太冲阴交走上部。

舌上生苔合谷当，手三里治舌风舞⑨，

牙风⑩面肿颊车神，合谷（泻）临泣（足）泻不数。

二陵二跷与二交，头项手足互相与。

两井两商二三间，手上诸风得其所。

手指连肩相引疼，合谷太冲能救苦。

手三里治肩连脐，脊间心后称中渚。

冷嗽⑪只宜补合谷，三阴交泻即时住。

霍乱中脘可入深，三里内庭泻几许。

心痛翻胃⑫刺劳宫（热），寒者少泽细手指（补）。

心痛手战少海求，若要除根阴市睹。

太渊列缺穴相连，能祛气痛刺两乳。

胁痛只须阳陵泉，腹痛公孙内关尔。

疟疾《素问》分各经，危氏⑬刺指舌红紫。

（足太阳疟，先寒后热，汗出不已，刺金门。足少阳疟，寒热心惕，汗多，刺侠溪。足阳明疟，寒久乃热，汗出，喜见火光，刺冲阳。足太阴疟，寒热，善呕，呕已乃衰，刺公孙。足少阴疟，呕吐，甚欲闭户，刺大钟。足厥阴疟，少腹满，小便不利，刺太冲。心疟刺神门，肝疟中封，脾疟商丘，肺疟列缺，肾疟太溪，胃疟厉兑，危氏刺手十指及舌下紫肿筋出血。）

痢疾合谷三里宜，甚者必须兼中膂。

（白痢合谷，赤痢小肠俞，赤白足三里、中膂。）

心胸痞满阴陵泉，针到承山饮食美。

泄泻肚腹诸般疾，三里（足）内庭功无比。

水肿水分与复溜，胀满中脘三里揣。

（俱泻。水分先用小针，次用大针，以鸡翎管透之，水出浊者死，清者生，急服紧皮丸敛之。此乡村无药，粗人体实者针之，若膏粱之人则禁针。

取血法：先用针补入地部，少停泻出人部，少停复补入地部，少停泻出针，其瘀血自出。虚者只有黄水出，若脚上肿大，欲放水者，仍用此法于复溜穴上取之。《内经》针腹，以布缠缴。针家另有盘法，先针入二寸五分，退出二寸，只留五分在内，盘之。如要取上焦包络之病，用针头迎向上，刺入二分补之，使气攻上，若脐下有病，针头向下，退出二分泻之。此特备古法，初学不可轻用。）

　　　　腰痛环跳委中神，若连背痛昆仑武。
　　　　腰连腿疼腕骨升，三里降下随拜跪（补腕骨，泻足三里）。
　　　　腰连脚痛怎生医，环跳（补）行间（泻）与风市。
　　　　脚膝诸痛羡行间，三里申脉金门侈。
　　　　脚若转筋眼发花，然谷承山法自古。
　　　　两足难移先悬钟，条口后针能步履。
　　　　两足酸麻补太溪，仆参内庭盘跟楚。

（脚盘痛，泻内庭；脚跟痛，泻仆参。）

　　　　脚连胁腋痛难当，环跳阳陵泉内杵。
　　　　冷风湿痹针环跳，阳陵三里烧针尾。

（烧三五壮，知痛即止）

　　　　七疝大敦与太冲，五淋[14]血海通男妇。
　　　　大便虚秘[15]补支沟，泻足三里效可拟。
　　　　热秘[16]气秘[17]先长强，大敦阳陵堪调护。
　　　　小便不通阴陵泉，三里泻下溺如注。
　　　　内伤食积针三里（手足），璇玑相应块亦消。
　　　　脾病气血先合谷，后刺三阴针用烧。
　　　　一切内伤内关穴，痰火积块退烦潮。
　　　　吐血尺泽功无比，衄血上星与禾髎。
　　　　喘急列缺足三里，呕噎[18]阴交不可饶。
　　　　劳宫能治五般痫[19]，更刺涌泉疾若挑。
　　　　神门专治心痴呆[20]，人中间使去癫[21]妖。
　　　　尸厥[22]百会一穴美，更针隐白效昭昭（外用笔管吹耳）。
　　　　妇人通经泻合谷，三里至阴催妊娠（虚补合谷）。
　　　　死胎阴交不可缓，胞衣照海内关寻（俱泻）。
　　　　小儿惊风少商穴，人中涌泉泻莫深。

痈疽初起审其穴，只刺阳经不刺阴。

（阳经谓痈从背出者，当从太阳经至阴、通谷、束骨、昆仑、委中五穴选用。从鬓出者，当从少阳经窍阴、侠溪、临泣、阳辅、阳陵泉五穴选用。从髭出者，当从阳明经厉兑、内庭、陷谷、冲阳、解溪五穴选用。从胸出者，则以绝骨一穴治之。凡痈疽已破，尻神朔望不忌。）

伤寒流注分手足，太冲内庭可浮沉。

熟此笙蹄[23]手要活，得后方可度金针。

又有一言真秘诀，上补下泻值千金。

【注释】 ①原合："原"与"合"均是特定穴中的一种。原穴在腕踝附近，"所过为原"，据《难经》第六十六难：三焦是分配原气到人体全身的使者，原穴是原气留止于十二经脉的地方，故被称为原穴。合穴在肘膝关节附近，"所入为合"，意指经脉流注如江河汇合，归入大海，故称"合"。

②八法：有针之八法、身之八法和下手八法。

③俞募：是指俞穴和募穴而言，为脏腑经气输注、聚集之处。俞穴，指位于背部脊柱两侧膀胱经脉上的脏腑俞穴，五脏六腑所属十二经脉各有一个俞穴；募穴，指五脏六腑所属手足三阴三阳的十二经脉，各有一个募穴，均位于胸腹部。

④根结：是指手足三阴三阳十二经脉，脉气之所出为根，脉气之所结聚为结。各有根穴与结穴，出《灵枢·根结》。《标幽赋》亦有"四根三结"的提法。

⑤四关三部：四关，指四肢的肘膝关节。三部，指诊脉部位，即人迎、寸口、跗阳，共称三部。这种周身遍诊法已被《难经》主张的"独取寸口"所代替，即将寸口分成寸、关、尺三部。

⑥杵（chǔ楚）：古代兵器名，在此喻作针具。

⑦项掭（liè列）强：掭，扭转。项掭强，是指颈项强痛而不得转动之症。

⑧鼻痔：鼻腔内生赘肉肿块，统称鼻痔。又称鼻息肉。

⑨舌风舞：舌颤抖、掉动不已，是为肝风所致。

⑩牙风：又称牙痈风，亦称牙痈。即齿龈肿痛。初起齿龈发胀，逐渐焮红作痛，肿痛连及腮颊。取颊车穴治之有效，故文中说："牙风面肿颊车神"。

⑪冷嗽：此证因形体受寒，饮食冷物，致肺胃俱寒，痰气不宣而作嗽。痰多清稀，色白而有黏沫。

⑫心痛翻胃：心痛，泛指胃脘部和胸部剧烈疼痛。翻胃，是指食后脘腹胀满，暮食朝吐之症。其吐物多为不消化的食物。

⑬危氏：指《世医得效方》的作者，元代危亦林。

⑭五淋：即石淋、气淋、膏淋、血淋、劳淋之统称。

⑮虚秘：此症原因有二：一由下焦阳虚，阳气不行，致不能传送而阴凝于下者；二由下焦阴虚，精血枯燥致津液不利而肠质干燥者。

⑯热秘：大便秘结因于热者。此症六脉俱实，乃由热搏津液，胃实肠燥所致。

⑰气秘：大便秘结因于气者，乃气息闭塞不宣所致。

⑱呕噎：呕，前人以有声有物为呕；由于邪气在胃，胃失和降，气反上逆所致。噎，咽时有滞涩或梗塞的感觉。

⑲五般痫：即马痫、牛痫、猪痫、羊痫、鸡痫的合称。痫疾开始发作时，所发出之喊叫声类似各种动物之吼叫，故名。此种吼声是因咽喉为痰梗塞而作响。

⑳心痴呆：痴是傻；呆是呆滞。心痴呆，指神志呆滞，默默如痴之症。

㉑癫：表现为抑郁沉默，语言错乱，是由痰气郁结所致。

㉒尸厥：突然昏倒，不省人事，呼吸微弱，脉极微细，四肢凉，状若死人者为尸厥。

㉓筌蹄（quántí 全提）：筌是捕鱼的竹器，蹄是捕兔的器。《庄子》外物篇："筌者所以在鱼，得鱼而忘筌；蹄者所以在兔，得兔而忘蹄。"筌蹄是比喻达到目的的手段。在此是说治疗疾病，必须掌握一定的要领。

【白话解】

杂病随症选杂穴，仍兼原合与八法。

经络原会别论详，脏腑俞募当谨始。

根结标本理玄微，四关三部识其处。

针灸治疗杂病可随症选穴，但是仍应包括原穴、合穴及针刺八法（如文中提及"汗、吐、下法非有他"）。经络的原穴和八会穴知道得特别详细，五脏六腑俞穴和募穴的选取应非常谨慎；根结标本的理论很玄妙，人体的四关三部（四关指肘、膝关节；三部指人体上、中、下三部）应当知道其部位所在。

伤寒一日刺风府，阴阳分经次第取。

初感风寒之邪，应当针刺风府穴（此穴在头部，为督脉要穴，督脉为诸阳之会），若邪气仍在，以伤寒六经传变顺序选取相应阴阳经的穴位。

（伤寒一日太阳风府，二日阳明之荥，三日少阳之俞，四日太阴之井，五日少阴之俞，六日厥阴之经。在表刺三阳经穴，在里刺三阴经穴。六日过经未汗，刺期门、三里，古法也。惟阴症灸关元穴为妙。）

伤寒一日，当取太阳经的穴位（太阳主表，伤寒伤人，多从表入，首犯太阳）及风府穴，二日宜取阳明经的荥穴（伤寒易入里化热，阳明经阳气最盛，取此经的荥穴可泻火），三日取少阳经的俞穴（少阳为表里之枢机，伤寒多日，易由表入里；伤寒伤人，多有骨节疼痛症状，俞主"体重节痛"），四日取太阴经的井穴（此为伤寒在里之症，"病在藏者取之井"），五日取少阴经的俞穴（为太阴病的进一步发展），六日取厥阴经的经穴（厥阴病多出现于伤寒末期，病情较重而复杂）。伤寒在表针刺三阳经的穴位，伤寒在里针刺三阴经的穴位。若伤寒六日，太阳行经之期快结束而没有发汗，当针刺期门、足三里穴，这是古老的方法。（太阳行经结束而病不愈，邪气有向阳明传经的趋势，针刺期门和足三里有预防作用）。若伤寒不传阳明与少阳，直中三阴，出现阴症，则灸关元穴最适宜（此穴为任脉与足三阴经交会穴）。

汗吐下法非他，合谷内关阴交杵。

针灸中的汗、吐、下法并非其他，就是针刺合谷、内关、三阴交以发汗、催吐、催下。（合谷可发汗；内关属八脉交会穴，可治疗胃、心、胸方面疾病；三阴交为三阴经交会穴，可治疗胎衣不下及相关病症）。

（汗，针合谷入二分，行九九数，搓数十次，男左搓，女右搓。得汗行泻法，汗止身温出针。如汗不止，针阴市，补合谷。

吐，针内关入三分，先补六次，泻三次，行子午捣臼法三次，提气上行，又推戳一次，病人多呼几次，即吐。如吐不止，补九阳数，调匀呼吸，三十六度，吐止，徐出针，急扪穴。吐不止，补足三里。

下，针三阴交入三分，男左女右，以针盘旋，右转六阴数毕，用口鼻闭气，吞鼓腹中，将泻插一下，其人即泄。鼻吸手泻三十六遍，方开口鼻之气，插针即泄。如泄不止，针合谷，升九阳数。

凡汗、吐、下，仍分阴阳补泻，就流注穴行之尤妙。）

汗法，针刺合谷二分深，行九九数，搓针数十次，男的向左搓，女的向右搓。用泻法使之汗出，待汗出停止，身体变暖时出针。若汗出不止，则针刺阴市，补合谷。

吐法，针刺内关三分深，先用补法行针六次，再用泻法行针三次，行子午捣臼法三次（是一种捻转提插相结合的针刺手法），先提气上行，再用针向下推插，让病人多呼几次，就会呕吐。若呕吐不止，采用补九阳数（得气后，重插轻提，连续重复九次），使患者呼吸和调，三十六度，待病人不再呕吐，慢慢出针，快速按压针孔处穴位。若仍呕吐不止，则补足三里。

下法，针刺三阴交三分深，男左女右，按倒针柄，将针向一个方向盘旋，向右转六阴数（得气后，重提轻插，重复六次）后，屏住呼吸，将气如吞鼓样置于腹中，只要用泻法一插，这人就会泄泻。用鼻子吸气，针用泻法行针三十六遍，才可正常呼吸，向下插针则会泄泻。倘若泻下不止，针刺合谷，用九阳数以提升气机。

但凡是法、吐、下三法，应明确区别阴阳而采用相应的补泻手法，这是针刺流注穴行最妙之处。

一切风寒暑湿邪，头疼发热外关起，
头面耳目口鼻病，曲池合谷为之主。
偏正头疼左右针（左疼针右），列缺太渊不用补，
头风目眩项捩强，申脉金门手三里。
赤眼迎香出血奇，临泣太冲合谷侣（眼肿血烂，泻足临泣），
耳聋临泣（补、足）与金门，合谷（俱泻）针后听人语。
鼻塞鼻痔及鼻渊，合谷太冲（俱泻）随手取，
口禁喝斜流涎多，地仓颊车仍可举。
口舌生疮舌下窍，三棱刺血非粗卤（舌下两边紫筋），
舌裂出血寻内关，太冲阴交走上部。
舌上生苔合谷当，手三里治舌风舞，
牙风面肿颊车神，合谷（泻）临泣（足）泻不数。

一切外感风、寒、暑、湿邪气，导致头痛发热宜先针刺外关穴（此穴通阳维脉，为解表退热之穴），若有头面耳目口鼻五官方面疾病，主要以曲池、合谷穴为主。若偏正头痛，则左侧头痛针刺右侧，右侧头痛针刺左边，列缺、太渊穴不用补法。若头痛经久不愈，或目眩颈项强直，取申脉、金门、手三里（申脉为八脉交会穴，通阳跷，可治疗头、目、项部疾病；金门为膀胱经郄穴，膀

胱经经行头、项、目、背部，膀胱经郄穴可治疗所行之处的急性疼痛）。目赤用迎香穴，对眼睛出血有奇效，配足临泣、太冲与合谷（眼睛红肿溃烂，泻足临泣），耳聋补足临泣，泻金门穴与合谷穴，针后能恢复听力。鼻塞、鼻内息肉及鼻渊（鼻流浊涕，如泉下渗，量多不止），可取合谷和太冲（都用泻法）；牙关紧闭，口角㖞斜涎多，地仓、颊车有疗效。口舌生溃疡可用三棱针点刺舌下窍孔（金津、玉液），而非舌下两边紫筋。舌裂出血用内关，也可针太冲和三阴交（太冲为肝经原穴，肝经从足走头，环唇；三阴交为脾经穴位，脾经从足走胸，连舌本，散舌下）。舌生厚苔当取合谷穴，肝风内动所致舌抖颤宜选手三里，牙痛风、面颊肿取颊车穴疗效如神，合谷、足临泣行针时用快速泻法。

二陵二跷与二交，头项手足互相与。

两井两商二三间，手上诸风得其所。

手指连肩相引疼，合谷太冲能救苦。

手三里治肩连脐，脊间心后称中渚。

冷嗽只宜补合谷，三阴交泻即时住。

霍乱中脘可入深，三里内庭泻几许。

心痛翻胃刺劳宫（热），寒者少泽细手指（补）。

心痛手战少海求，若要除根阴市睹。

太渊列缺穴相连，能祛气痛刺两乳。

胁痛只须阳陵泉，腹痛公孙内关尔。

二陵（阴陵泉、阳陵泉）、二跷（申脉、照海）和二交（阳交、三阴交）穴，可相互配合治疗头项手足方面的疾病。两井（天井、肩井）、两商（少商、商阳）、二间、三间，可治疗手部各类内、外风证。手指并连肩膀痛，取合谷和太冲穴能解除患者痛苦。手三里可治疗肩膀并连肚脐痛，心痛彻背选中渚。寒性咳嗽只适宜补合谷穴，三阴交用泻法马上见效。治疗霍乱针刺中脘可以深刺，足三里和内庭穴则可用泻法。心胸部疼痛或食后脘腹胀满，病症属热则针刺劳宫穴（手厥阴心包经荥穴，可清泻心火），病症属寒则针刺小指少泽穴（手太阳小肠经在手小指与手少阴心经相衔接）。心中疼痛、手指震颤可针刺少海（心经合穴），若要彻底根治需针刺阴市（属足阳明胃经，胃经经别上通于心）。太渊、列缺这两个穴位相互连通（同属肺经），能治疗气滞疼痛，同时可针刺两乳（乳根穴，乳头直下）。胁肋疼痛只需针刺阳陵泉（胆经合穴，可疏利肝胆），腹部疼痛则针刺公孙和内关（均属八脉交会穴，两穴配伍可治疗胃、心、胸方面疾病）。

疟疾《素问》分各经，危氏刺指舌红紫。

治疗疟疾，《素问·刺疟》根据病症不同分为六经疟，元代危亦林主张点刺十指的十宣穴及舌下紫红筋（左金津，右玉液），使之出血。

（足太阳疟，先寒后热，汗出不已，刺金门。足少阳疟，寒热心惕，汗多，刺侠溪。足阳明疟，寒久乃热，汗出，喜见火光，刺冲阳。足太阴疟，寒热，善呕，呕已乃衰，刺公孙。足少阴疟，呕吐，甚欲闭户，刺大钟。足厥阴疟，少腹满，小便不利，刺太冲。心疟刺神门，肝疟中封，脾疟商丘，肺疟列缺，肾疟太溪，胃疟厉兑，危氏刺手十指及舌下紫肿筋出血。）

足太阳经疟疾，先寒后热，汗出不止，针刺金门。足少阳经疟疾，寒热往来交替，心中怵惕不安，汗多，针刺侠溪。足阳明经疟疾，寒久才发热，出汗，喜欢看见火光，针刺冲阳。足太阴经疟疾，寒热往来，常呕吐，呕吐后疟疾反而减轻，针刺公孙。足少阴经疟疾，呕吐，甚至想关门不出，针刺大钟。足厥阴经疟疾，小腹胀满，小便不通，针刺太冲。心经疟疾针刺神门，肝经疟疾针刺中封，脾经疟疾针刺商丘，肺经疟疾针刺列缺，肾经疟疾针刺太溪，胃经疟疾针刺厉兑，危亦林主张用放血法点刺十宣穴及舌下淤滞肿胀的紫筋。

痢疾合谷三里宜，甚者必须兼中膂。（白痢合谷，赤痢小肠俞，赤白足三里、中膂。）

痢疾适宜取合谷和足三里，重者则需加中膂穴（白痢取合谷，赤痢取小肠俞，赤白相兼，则取足三里和中膂）。

心胸痞满阴陵泉，针到承山饮食美。

泄泻肚腹诸般疾，三里（足）内庭功无比。

胃脘痞满不适针刺阴陵泉（可健脾利湿，对水停中焦所致的胃脘胀满疗效明显），针刺承山可使食欲增强（脾阳旺盛才能消谷，膀胱经经别循行于肾及心，脾阳由心之君火和肾之命门之火而来，针刺承山能健脾阳）。腹泻及肚腹部各方面疾病，都可针刺足三里、内庭，疗效显著（足三里可调理脾胃，扶正培元；内庭为胃经荥穴，可清泻胃火）。

水肿水分与复溜，胀满中脘三里揣。

因水液潴留导致肢体肿胀，可针刺水分和复溜穴（水分和复溜均可治疗水液代谢方面疾病），胃中或腹中胀满，可针刺中脘和足三里。

（俱泻。水分先用小针，次用大针，以鸡翎管透之，水出浊者死，清者生，急服紧皮丸敛之。此乡村无药，粗人体实者针之，若膏粱之人则禁针。

取血法：先用针补入地部，少停泻出人部，少停复补入地部，少停泻出针，其瘀血自出。虚者只有黄水出，若脚上肿大，欲放水者，仍用此法于复溜穴上取之。

《内经》针腹，以布缠缴。针家另有盘法，先针入二寸五分，退出二寸，只留五分在内，盘之。如要取上焦包络之病，用针头迎向上，刺入二分补之，使气攻上，若脐下有病，针头向下，退出二分泻之。此特备古法，初学不可轻用。）

都用泻法。针刺水分先用小针，然后用大针，用鸡翎管在患处导水，出水浑浊的则预后差，出水清淡则预后好，然后赶紧服用紧皮丸来收敛针孔。这种方法是在乡村穷苦，没有药物的情况下，给那些壮实的粗人使用的，那些锦衣玉食的人则不可针刺放水。

取血法：先用针刺补法插入地部，稍停一会儿再用泻法提到人部，稍停一会儿再用补法插入地部，稍停一会儿再用泻法出针，体内瘀血会自动流出。虚者只有黄水流出，倘若脚上肿大，想放水的，仍要用这种方法在复溜穴上使用。

《内经》中针刺腹部，用布缠包针柄。针家另有其他的盘绕方法，先针刺二寸五分深，再退出二寸，只留五分在腹内，盘绕针柄。如果要治疗上焦包络的病变，针头迎向上，刺入二分深以补上焦，使气上行，若是肚脐以下有病，则针头向下，退出二分泻下焦。这是特别备用的古法，初学者不能轻易使用。

腰痛环跳委中神，若连背痛昆仑武。

腰连腿疼腕骨升，三里降下随拜跪（补腕骨，泻足三里）。

腰连脚痛怎生医，环跳（补）行间（泻）与风市。

脚膝诸痛羡行间，三里申脉金门侈。

脚若转筋眼发花，然谷承山法自古。

两足难移先悬钟，条口后针能步履。

两足酸麻补太溪，仆参内庭盘跟楚。（脚盘痛，泻内庭；脚跟痛，泻仆参。）

腰痛针刺环跳、委中，疗效如神（均可治疗腰腿痛，下肢痿痹），若腰痛连背，则针昆仑（膀胱经主要行于腰背部，昆仑为膀胱经经穴，可治疗腰痛、足跟肿痛）。腰痛连腿，补腕骨、泻足三里可使患者活动恢复正常（膀胱经主要循行于后背及腰腿部，足三里可治疗腰腿痛；腕骨穴是手太阳经的原穴，手太阳经脉循行完毕，交足太阳经脉）。脚、膝各种疼痛，须针刺行间，足三里、申脉、金门也很重要。若脚抽筋，眼睛昏花，针刺然谷、承山是经验穴。足废不能行，先针刺悬钟，再刺条口，则能走路（悬钟为"髓会"，为治偏瘫要穴）。两腿酸麻可补太溪穴，仆参、内庭可治疗脚踝及脚后跟疼痛（脚踝痛，泻内庭；脚跟痛，泻仆参）。

脚连胁腋痛难当，环跳阳陵泉内杵。

冷风湿痹针环跳，阳陵三里烧针尾。

（烧三五壮，知痛即止）

七疝大敦与太冲，五淋血海通男妇。

大便虚秘补支沟，泻足三里效可拟。

热秘气秘先长强，大敦阳陵堪调护。

小便不通阴陵泉，三里泻下溺如注。

脚痛并连胁肋疼痛，痛不可忍，可针刺环跳和阳陵泉（均属于胆经穴位，胁肋部和脚外侧为胆经所过，"经脉所过，主治所及"）。外感冷风或内患寒湿痹证针刺环跳，阳陵泉和足三里用温针灸（烧三五壮知道疼痛则不再灸），各种疝气宜针刺大敦、太冲（均属于肝经，肝经环阴器），男女各种淋证（气淋、劳淋、石淋、血淋、膏淋）宜针刺血海。大便秘结，属虚补支沟，属实泻足三里，疗效显著。热秘和气秘先针刺长强（此穴位于尾骨端与肛门之间，又属督脉，可治疗实证、热证之便秘），再针大敦和阳陵泉，这两个穴对便秘有调理作用。小便不通取阴陵泉（可健脾利湿，通利小便），足三里可治疗寒邪客胃所致的泄泻如水。

内伤食积针三里（手足），璇玑相应块亦消，
脾病气血先合谷，后刺三阴针用烧。
一切内伤内关穴，痰火积块退烦潮，
吐血尺泽功无比，衄血上星与禾髎。
喘急列缺足三里，呕噎阴交不可饶，
劳宫能治五般痫，更刺涌泉疾若挑。
神门专治心痴呆，人中间使去癫妖，
尸厥百会一穴美，更针隐白效昭昭（外用笔管吹耳）。
妇人通经泻合谷，三里至阴催妊娠（虚补合谷），
死胎阴交不可缓，胞衣照海内关寻（俱泻）。
小儿惊风少商穴，人中涌泉泻莫深。

内伤饮食针刺手、足三里，针刺璇玑可以消除肿块。因脾病出现的气血方面疾病，先针刺合谷，后用火针针刺三阴交（合谷为手阳明经原穴，阳明经多血多气；三阴交为脾经本经穴，可补益气血）。一切内伤疾病均可取内关穴（通阴维脉，阴维脉主要维系诸阴经，主一身之里），可治疗痰火内盛、体内积聚肿块，以及烦心潮热。治疗吐血，尺泽穴为首选（为肺经合穴，可治疗急性吐血），衄血用上星和耳和髎。喘病急性发作取列缺和足三里（此两穴可止咳平喘），呕吐、哽噎三阴交不可少。劳宫能治疗五种癫痫，再刺涌泉治疗癫痫效果立竿见影（劳宫为心包经荥穴，开窍醒神；涌泉穴为肾经井穴，可苏厥开窍）。神门专门治疗神志呆滞、默默如痴等神志病，人中、间使可治疗癫疾。百会一穴可治疗尸厥（厥证中的一种，突然昏倒，神志不清），再加隐白，尸厥很快苏醒，能使患者心神清楚。妇人经水不通宜泻合谷（此穴有通经活络之功），足三里、至阴能催产（虚则补合谷）。胎死腹中，宜立即针三阴交（此穴可下胎），胞衣不下泻照海和内关。小儿惊风抽搐选少商穴，人中、涌泉用泻法宜浅刺。

痈疽初起审其穴，只刺阳经不刺阴。

痈疽初期观察其所发部位，只针刺阳经穴位而不针刺阴经。

（阳经谓痈从背出者，当从太阳经至阴、通谷、束骨、昆仑、委中五穴选用。从鬓出者，当从少阳经窍阴、侠溪、临泣、阳辅、阳陵泉五穴选用。从髭出者，当从阳明经厉兑、内庭、陷谷、冲

阳、解溪五穴选用。从胸出者，则以绝骨一穴治之。凡痈疽已破，
尻神朔望勿忌）。

在阳经上，痈疽从背发出的，应当从太阳经的至阴、通谷、束
骨、昆仑、委中五穴中选取。从鬓发生出的痈疽，当从少阳经的窍
阴、侠溪、临泣、阳辅、阳陵泉五穴中选取。从髭须发出的痈疽，
当从阳明经的厉兑、内庭、陷谷、冲阳、解溪五穴选取。从胸部发出
的，则用绝骨这一个穴治疗。但凡是痈疽已经溃破了的，预后很差。

伤寒流注分手足，太冲内庭可浮沉。

熟此筌蹄手要活，得后方可度金针。

又有一言真秘诀，上补下泻值千金。

伤寒六经次第循环流注分为手部和足部，太冲、内庭可治疗伤
寒在表在里之症。掌握治疗疾病的手段一定要熟练和灵活，之后才
能谈得上针刺治病，此外，针刺的秘诀在于学会上补下泻。

6. 补泻雪心歌

【出处】 选自《针灸大成》，《针灸聚英》亦收录。本歌讲述捻转、
迎随、开阖、呼吸补泻手法。现捻转补泻法等手法已经规范化，本歌可
供参考。

【歌诀】 行针补泻分寒热，泻寒补热须分别，
    拈指向外泻之方，拈指向内补之诀。
    泻左须当大指前，泻右大指当后拽，
    补左次指向前搓，补右大指往上拽。
    如何补泻有两般，盖是经从两边发。
    补泻又要识迎随，随则为补迎为泻。
    古人补泻左右分，今人乃为男女别。
    男女经脉一般生，昼夜循环无暂歇，
    两手阳经上走头，阴经胸走手指辍，
    两足阳经头走足，阴经上走腹中结。
    随则针头随经行，迎则针头迎经夺。
    更为补泻定吸呼，吸泻呼补真奇绝。

补则呼出却入针。要知针用三飞法，
气至出针吸气入，疾而一退急扪穴。
泻则吸气方入针，要知阻气通身达，
气至出针呼气出，徐而三退穴开禁。
此诀出自梓桑君，我今授汝心已雪，
正是补泻玄中玄，莫向人前轻易说。

【白话解】

行针补泻分寒热，泻寒补热须分别，
拈指向外泻之方，拈指向内补之诀。
泻左须当大指前，泻右大指当后拽，
补左次指向前搓，补右大指往上拽。
如何补泻有两般，盖是经从两边发。

行针时根据病症的寒热虚实应采用补泻手法，用泻法泻实证、热证、用补法补虚证、寒证，必须分别开。一般捻针向外为泻，捻针向内为补，但因为经脉分布在人身左右两侧，故此左右穴位的捻转补泻法不同。泻左侧穴，大拇指向前为泻；泻右侧穴，则大拇指向后捻针为泻。补左侧穴，次指向前搓针柄为补；补右侧穴，则大拇指向前捻针为补。

补泻又要识迎随，随则为补迎为泻。
古人补泻左右分，今人乃为男女别。
男女经脉一般生，昼夜循环无暂歇，
两手阳经上走头，阴经胸走手指掇，
两足阳经头走足，阴经上走腹中结。
随则针头随经行，迎则针头迎经夺。

迎随补泻法，针刺时针尖斜向顺经脉走行的方向为补，针尖斜向逆经脉走行的方向为泻。古时针灸师迎随补泻也按身之左右有分别，现时按男女性别手法不同。但是男女经脉是一样的，都是昼夜循环不止，手三阳经从手走头，手三阴经从胸走手，足三阳经从头走足，足三阴经从足走腹的，因此不应不同。总之，随顺着经脉走行进针的即为补法，逆着经脉走行进针的即为泻法。

更为补泻定吸呼，吸泻呼补真奇绝，

补则呼出却入针。

呼吸补泻法首先定患者的呼吸，吸气进针，呼气出针为泻法；呼气进针，吸气出针为补法。

要知针用三飞法，气至出针吸气入，

疾而一退急扪穴。泻则吸气方入针，

要知阻气通身达，气至出针呼气出，

徐而三退穴开禁。

要知道进针和出针也分补泻，名三飞法。吸气时进针，得气后即出针，快速出针并急扪穴孔是补。吸气入针，得气后在呼气时出针，针慢慢地分三次退出，不扪针孔是泻。

此诀出自梓桑君，我今授汝心已雪，

正是补泻玄中玄，莫向人前轻易说。

这个补泻歌诀出于梓桑君，我现在传授给你们，使你们心中明白如雪。补泻的方法玄妙极了，一般不要轻易说出去。

7. 金针赋

【出处】 出自《针灸大全》，明代徐凤编著。本赋为一位隐居西河号称泉石老人所著。本篇共分九个段落，约两千余言，专题论述了针法。内有"爪而切之，下针之法；摇而退之，出针之法；动而进之，催气之法；循而摄之，行气之法"。赋中重点介绍了治病八法——烧山火、透天凉、阳中隐阴、阴中隐阳、子午捣臼、进气之诀、留气之诀和抽添之诀。此外，对通经接气的"白虎摇头"、"青龙摆尾"、"苍龟探穴"、"赤凤迎源"等手法也作了具体的阐述。

本赋保存了多种针刺手法，在针灸史上影响较大，至今仍有参考价值。

【歌赋】

观夫针道，捷法最奇，须要明于补泻，方可起于倾危。先分病之上下，次定穴之高低。头有病而足取之，左有病而右取之。男子之气，早在上而晚在下，取之必明其理；女子之气，早在下而晚在上，用之必识其时。午前为早属阳，午后为晚属阴，男女上下，凭腰分之。手足三阳，手走头而头走足；手足三阴，足走腹而胸走手。阴升阳降，出入之机。逆之者为泻为迎，顺之者为补为随。春夏刺浅者以瘦，秋冬刺深者以肥。更观元气厚薄，浅深之刺犹宜。

原夫补泻之法，妙在呼吸手指。男子者，大指①进前左转，呼之为补，退后右转，吸之为泻，提针为热，插针为寒；女子者，大指①退后右转，吸之为补，进前左转，呼之为泻，插针为热，提针为寒。左与右各异，胸与背不同，午前者如此，午后者反之。是故爪而切之，下针之法；摇而退之，出针之法；动而进之，催气之法；循而摄之，行气之法。搓而去病，弹则补虚，肚腹盘旋，扪为穴闭。重沉豆许曰按，轻浮豆许曰提。一十四法，针要所备。补者一退三飞，真气自归；泻者一飞三退，邪气自避。补则补其不足，泻则泻其有余。有余者为肿为痛曰实，不足者为痒为麻曰虚。气速效速，气迟效迟。死生贵贱，针下皆知，贱者硬而贵者脆，生者涩而死者虚，候之不至，必死无疑。

且夫下针之先，须爪按重而切之，次令咳嗽一声，随咳下针。凡补者呼气，初针刺至皮内，乃曰天才②；少停进针，刺入肉内，是曰人才②；又停进针，刺至筋骨之间，名曰地才②，此为极处，就当补之，再停良久，却须退针至人之分，待气沉紧，倒针朝病，进退往来，飞经走气，尽在其中矣。凡泻者吸气，初针至天，少停进针，直至于地，得气泻之，再停良久，即须退针，复至于人，待气沉紧，倒针朝病，法同前矣。其或晕针者，神气虚也，以针补之，口鼻气回，热汤与之，略停少顷，依前再施。

及夫调气之法，下针至地之后，复人之分。欲气上行，将针右捻；欲气下行，将针左捻；欲补先呼后吸，欲泻先吸后呼。气不至者，以手循摄，以爪切掐，以针摇动，进捻搓弹，直待气至。以龙虎升腾之法，按之在前，使气在后；按之在后，使气在前。运气走至疼痛之所，以纳气之法，扶针直插，复向下纳，使气不回。若关节阻涩，气不过者，以龙虎龟凤③通经接气，大段之法，驱而运之，仍以循摄爪切，无不应矣，此通仙之妙。

况夫出针之法，病势既退，针气微松，病未退者，针气如根，推之不动，转之不移，此为邪气吸拔其针，乃真气未至，不可出之，出之者其病即复，再须补泻，停以待之，直候微松，方可出针豆许，摇而停之。补者吸之去疾，其穴急扪；泻者呼之去徐，其穴不闭。欲令腠密，然后调气，故曰：下针贵迟，太急伤血；出针贵缓，太急伤气。已上总要，于斯尽矣。

考夫治病，其法有八：一曰烧山火④，治顽麻冷痹，先浅后深，用九阳而三进三退，慢提紧按，热至，紧闭插针，除寒之有准。二曰透天凉④，治肌热骨蒸，先深后浅，用六阴而三出三入，紧提慢按，徐徐举针，退热之可凭，皆细细搓之，去病准绳。三曰阳中隐阴⑤，先寒后热，浅而深，以九六之法，则先补后泻也。四曰阴中隐阳⑤，先热后寒，深而浅，以六九之方，则先泻后补也。补者直须热至，泻者务待寒侵，犹如搓线，慢慢转针，盖法在浅则用浅，法在深则用深，二者不可兼而紊之也。五曰子午捣臼⑤，水蛊膈气⑥，落穴之后，调气均匀，针行上下，九入六出，左右转之，十遭自平。六曰进气之诀，腰背肘膝痛，浑身走注疼，刺九分，行九补，卧针五七吸，待气上行。亦可龙虎交战，左捻九而右捻六，是亦住痛之针。七曰留气之诀，痃癖癥瘕⑦，刺七分，用纯阳，然后乃直插针，气来深刺，提针再停。八曰抽添之诀，瘫痪疮癞，取其要穴，使九阳得气，提按搜寻，大要运气周遍，扶针直插，复向下纳，回阳倒阴，指下玄微，胸中活法，一有未应，反复再施。

若夫过关过节，催运气，以飞经走气，其法有四：一曰青龙摆尾，如扶船舵，不进不退，一左一右，慢慢拨动。二曰白虎摇头，似手摇铃，退方进圆，兼之左右，摇而振之。三曰苍龟探穴，如入土之象，一退三进，钻剔四方。四曰赤凤迎源，展翅之仪，入针至地，提针至天，候针自摇，复进其原，上下左右，四围飞旋，病在上吸而退之，病在下呼而进之。

至夫久患偏枯⑧，通经接气之法，已有定息寸数。手足三阳，上九而下十四，过经四寸；手足三阴，上七而下十二，过经五寸。在乎摇动出纳，呼吸同法，驱运气血，顷刻周流，上下通接，可使寒者暖而热者凉，痛者止而胀者消。若开渠之决水，立时见功，何倾危之不起哉？虽曰病有三因，皆从气血，针分八法，不离阴阳。盖经脉昼夜之循环，呼吸往来之不息，和则身体康健，否则疾病而生。譬如天下，国家地方，山海田园，江河溪谷，值岁时风雨均调，则水道疏利，民安物阜；其或一方一所，风雨不均，遭以旱涝，使水道涌竭不同，灾伤遂至。人之气血，受病三因，亦犹方所之于旱涝也。盖针砭所以通经脉，均气血，蠲邪扶正，故曰捷法最奇者哉。

嗟夫！轩岐古远，卢扁久亡。此道幽深，非一言而可尽；斯文细密，在久习而能通。岂世上之常辞，庸流之泛术。得之者，若科之及第而悦于心；用之者，如射之发中而进于目。述自先圣，传之后学，用针之士，有志于斯，果能洞察造微，而尽其精妙，则世之伏枕之疴，有缘者遇针到病除，其病皆随手而愈矣。

【注释】 ①大指：指右拇指。

②天才、人才、地才：为进针深度的三个层次。

③龙虎龟凤：四种针刺手法，为青龙摆尾、白虎摇头、苍龟探穴、赤凤迎源。

④烧山火、透天凉：为两种复式手法。

⑤阳中隐阴、阴中隐阳、子午捣臼：均为复式手法。

⑥水蛊膈气：即水臌噎膈。

⑦痃癖癥瘕：泛指体内肿块。

⑧偏枯：中风半身不遂。

【白话解】

观夫针道，捷法最奇，须要明于补泻，方可起于倾危。先分病之上下，次定穴之高低。头有病而足取之，左有病而右取之。男子之气，早在上而晚在下，取之必明其理；女子之气，早在下而晚在上，用之必识其时。午前为早属阳，午后为晚属阴，男女上下，凭腰分之。

针灸的方法简便，收效快。但须明白针灸补泻的道理，才能使病人转危为安。根据病位的上下，决定穴位的上下。头部有病取足部的穴位，身体左边有病取右边的穴位。男子的气机，午前在腰以上，午后在腰以下，针刺时须明白这个道理；女子的气机，午前在腰以下，午后在腰以上，针刺时要根据时间选穴。午前为早属阳，午后为晚属阴，男女阴阳气机是根据腰部分上下的。

手足三阳，手走头而头走足；手足三阴，足走腹而胸走手。阴升阳降，出入之机。逆之者为泻为迎；顺之者为补为随。春夏刺浅者以瘦，秋冬刺深者以肥。更观元气厚薄，浅深之刺犹宜。

手三阳由手走头，足三阳由头走足；手三阴由胸走手，足三阴由足走腹。两肢上举时，六条阴经由下而上，六条阳经由上而下，阴升阳降，是气机出入的通路。逆着经络针刺为泻法，为迎；顺着经络针刺为补法，为随。春夏季节与瘦人宜刺浅，秋冬季节与肥人宜刺深，更须根据元气的厚薄，决定针刺的深浅。

原夫补泻之法，妙在呼吸手指。男子者，大指进前左转，呼之为补，退后右转，吸之为泻，提针为热，插针为寒；女子者，大指退后右转，吸之为补，进前左转，呼之为泻，插针为热，提针为寒。左与右各异，胸与背不同，午前者如此，午后者反之。

补泻的效果，在于讲究呼吸的配合和手指的功力。针男性，大指向前针左转，患者呼气时进针，为补法；大指向后针右转，患者吸气时进针，为泻法；提针会产生热感，插针会产生凉感。针女性，大指向后针右转，患者吸气时进针为补；大指向前针左转，患者呼气时进针为泻；插针会产生热感，提针会产生凉感。针刺左与右是不同的，胸与背是不同的，午前针刺方法是这样的，午后针刺，方法相反。

是故爪而切之，下针之法；摇而退之，出针之法；动而进之，催气之法；循而摄之，行气之法。搓而去病，弹则补虚，肚腹盘旋，扪为穴闭。重沉豆许曰按，轻浮豆许曰提。一十四法，针要所备。补者一退三飞，真气自归；泻者一飞三退，邪气自避。补则补其不足，泻则泻其有余。有余者为肿为痛曰实，不足者为痒为麻曰虚。气速效速，气迟效迟。死生贵贱，针下皆知，贱者硬而贵者脆，生者涩而死者虚，候之不至，必死无疑。

因此，下针的方法是以左手拇指指甲置于被针穴位上切压后进针；出针的方法是两指持针柄摇动，自内出外；催气至的方法是边推按边转针的进针方法；用手指由针穴附近沿经脉上下、左右循按、爪摄或叩击，以引其气行至病所。转动针柄如搓线之状可以祛除病邪；用手指弹动针柄，可补虚；肚腹部常可用盘法，即进针得气后，将针由地部提至人部或天部，再将针扳倒，使之与皮肤呈45°角，像推磨那样缓缓地由外而内，或由内而外旋转针身的一种手法，出针时，以手扪穴，勿使气出。向下重插为按法，向上轻提为提法。此14种针刺的方法，针刺要点基本完备了。当补时退针然后配飞法三次，可使真气自归；泻时采用一次飞法三次退法，邪气就被泻出。补法用来补正气的不足，泻法用来泻有余之邪气。邪气盛可表现为肿、痛，被称为实证；正气虚为痒、为麻，称为虚证。气速至则疗效迅速，气迟至则疗效迟。另外疾病的轻重缓急，可通过医者手下感觉得知，贫贱的人（劳动者）肌肉坚韧，富贵的人肌肉较松弛；针下得气，有沉紧感，预后良好；针下空虚，预后不良；针下候气而气不至，为死症。

且夫下针之先，须爪按重而切之，次令咳嗽一声，随咳下针。

凡补者呼气，初针刺至皮内，乃曰天才；少停进针，刺入肉内，是曰人才；又停进针，刺至筋骨之间，名曰地才，此为极处，就当补之，再停良久，却须退针至人之分，待气沉紧，倒针朝病，进退往来，飞经走气，尽在其中矣。凡泻者吸气，初针至天，少停进针，直至于地，得气泻之，再停良久，即须退针，复至于人，待气沉紧，倒针朝病，法同前矣。其或晕针者，神气虚也，以针补之，口鼻气回，热汤与之，略停少顷，依前再施。

因此，下针的方法是先用手指甲置于被针穴位上，用力掐之，然后令患者咳嗽一声，随着咳声进针。补法，当患者呼气时进针，开始针刺至皮内，称为天才；稍微停留一下进针，刺入肌肉内，称为人才；又停留一下进针，刺入筋骨间，称为地才，这是最深的地方，可以用补法。再留一会儿，须退针至人才的位置，待针下有沉紧的感觉，倒针使针尖朝向有病的地方，再行手法进退，传气到达病所，则飞经走气的妙法都在其中了。凡用泻的方法需在患者吸气时进针，初针至天才，稍停一会儿，直接进针至地才，得气以后，行泻法；再停一会儿，须退针，至人才，待针下有沉紧的感觉，倒针朝向病所，方法同前。如果有晕针的患者，是神气虚的缘故，可用毫针补法，给喝热水等方法，待口鼻中呼吸如常，稍停片刻，可再按以前的手法行针。

及夫调气之法。下针至地之后，复人之分。欲气上行，将针右捻；欲气下行，将针左捻；欲补先呼后吸，欲泻先吸后呼。气不至者，以手循摄，以爪切掐，以针摇动，进捻搓弹，直待气至。以龙虎升腾之法，按之在前，使气在后，按之在后，使气在前。运气走至疼痛之所，以纳气之法，扶针直插，复向下纳，使气不回。若关节阻涩，气不过者，以龙虎龟凤通经接气，大段之法，驱而运之，仍以循摄爪切，无不应矣，此通仙之妙。

况夫出针之法，病势既退，针气微松，病未退者，针气如根，推之不动，转之不移，此为邪气吸拔其针，乃真气未至，不可出之，出之者其病即复，再须补泻，停以待之，直候微松，方可出针豆许，摇而停之。补者吸之去疾，其穴急扪；泻者呼之去除，其穴不闭。欲令腠密，然后调气，故曰：下针贵迟，太急伤血；出针贵缓，太急伤气。已上总要，于斯尽矣。

调气的方法如下：下针至地才后，复提针至人才。要使气上行，将针向右捻；要使气下行，将针向左捻。要补，则令患者先呼后吸，配合进针出针；反之要泻，则令患者先吸后呼。气不至，要用手循经扣摄，用指甲切掐皮肤，或将针摇动，或用提插捻搓弹各种手法，直到气至。用龙虎升腾的行气手法，如果用手按在针前，可使气向后行；如果用手按在针后，可使气前行。若使气至疼痛的地方，用纳气的方法，将针下插，使气不散。如果关节阻塞，使气不能通过，则用"青龙摆尾"、"白虎摇头"、"苍龟探穴"、"赤凤迎源"四种手法，通经接气，使气通过关节，这是大段手法，使用它们，然后加上循摄爪切等手法，不会没有效果的，这是通仙之妙术啊！

出针的方法如下：病势已退，针气就松懈了，病势没退，针下就如生根一样，推之不动，转之不移，这是邪气吸拔针身，是真气未至，不可出针，出针可致疾病复发。可再行补泻手法，停一会儿，直到针下微松，才可将针提出一些，摇动针柄稍停留一下，然后出针。补法当患者吸气时急出针，急按扪穴位；泻法当患者呼气时缓慢拔针，不按扪穴位。要使腠理致密，然后配合呼吸调理气机，所以说下针要慢，太快可伤血；出针要缓，太快可伤气，以上是针灸的总要。

考夫治病，其法有八：一曰烧山火，治顽麻冷痹，先浅后深，用九阳而三进三退，慢提紧按，热至，紧闭插针，除寒之有准。

治病有八种手法：一是烧山火法，可治顽麻冷痹，要先浅后深，行九阳之数，三进三退，分天、人、地三层进行，在每层行慢提紧按的补法九次，待针下热至，向下插针，可除寒邪。

二曰透天凉，治肌热骨蒸，先深后浅，用六阴而三出三入，紧提慢按，徐徐举针，退热之可凭，皆细细搓之，去病准绳。

二是透天凉法，可治疗肌热骨蒸，要先深后浅，行六阴数，三退三进，分三层行紧提慢按的手法六次，然后慢慢将针提至天部，凭此可退热。仔细揣摸，以上的方法可作为治疗疾病的准则。

三曰阳中隐阴，先寒后热，浅而深，以九六之法，则先补后泻也。

三是阳中隐阴法，分浅深两层操作，先在浅层行补法——紧按慢提九数，再进入深层行泻法——紧提慢按六数，是先补后泻的方法，可治疗先寒后热之病。

四曰阴中隐阳，先热后寒，深而浅，以六九之方，则先泻后补也。补者直须热至，泻者务待寒侵，犹如搓线，慢慢转针，盖法在浅则用浅，法在深则用深，二者不可兼而紊之也。

四是阴中隐阳法，分浅深两层操作，先在深层行泻法——紧提慢按六数，再退到浅层行补法——紧按慢提九数，这是先泻后补法，可治疗先热后寒证。补时须待热气至，泻时须寒气至，就像搓线，慢慢转针操作，按规定须浅处施术则在浅处进行，按规定须深处施术则在深处进行，二者不可混乱。

五曰子午捣臼，水蛊膈气，落穴之后，调气均匀，针行上下，九入六出，左右转之，十遭自平。

五是子午捣臼法，用于治疗水蛊膈气臌胀病，即针刺穴位，得气之后，将针上下捣动，结合提插、捻转、六出九入等基本手法行补泻，施针术十次，病自愈。

六曰进气之诀，腰背肘膝痛，浑身走注疼，刺九分，行九补，卧针五七吸，待气上行。亦可龙虎交战，左捻九而右捻六，是亦住痛之针。

六是进气的诀窍，治疗腰背肘膝痛，浑身游走疼，刺入深层（九分），行九数的补法，再将针卧倒，针尖朝向病所，配合病人呼吸，停针片刻。引气至病所，也可采用龙虎交战手法，即左捻九而向右捻六，这也是止痛的针法。

七曰留气之诀，痃癖癥瘕，刺七分，用纯阳，然后乃直插针，气来深刺，提针再停。

七是留气法，可治疗痃癖癥瘕痞块，将针刺入中层（七分），行补法，如紧按慢提，行九阳数，待气至，将针再刺入深层，再提针回原处，使气留针下而消积聚痞块。

八曰抽添之诀，瘫痪疮癞，取其要穴，使九阳得气，提按搜寻，大要运气周遍，扶针直插，复向下纳，回阳倒阴，指下玄微，胸中活法，一有未应，反复再施。

八是抽添法，可治疗瘫痪疮癞顽疾，取治疗要穴，进针后先提插或捻转九数以促使得气，再向周围做多向提插，然后再向下直刺按纳，此针法能回阳倒阴。指下功夫，胸中有数，如果无效，可如同上法反复施术。

若夫过关过节，催运气，以飞经走气，其法有四：一曰青龙摆尾，如扶船舵，不进不退，一左一右，慢慢拨动。二曰白虎摇头，似手摇铃，退方进圆，兼之左右，摇而振之。三曰苍龟探穴，如入土之象，一退三进，钻剔四方。四曰赤凤迎源，展翅之仪，入针至地，提针至天，候针自摇，复进其原，上下左右，四围飞旋，病在上吸而退之，病在下呼而进之。

如果想使经气通过关节，催气运气使气至病所，有四种方法：一是青龙摆尾，行针时，捻转针柄，随着经络的方向，慢慢地左右拨动，如同船上的舵摆动；二是白虎摇头，在行针时，用持针的右手拇指和食指，在捻转进针的过程中，突将针柄放开，中指拨动针柄向着四周摇动，再上提针如手摇铃；三是苍龟探穴，进针后先上后下，再左而右，在向每一方向针刺时，均须由浅入深，分三部徐徐而进，每一次退至皮下，然后依次多向刺透，按前法用针刺探如龟入土之状；四是赤凤迎源，进针后先深入地部，再提至天部，待针得气自摇后，再插入人部，上下左右，四围飞旋，一捻一放，如凤凰冲风摆翅之状。病在上者，吸气时退针（泻）；病在下者，呼气时插针（补）；其作用能通行络脉之气。

至夫久患偏枯，通经接气之法，已有定息寸数。手足三阳，上九而下十四，过经四寸；手足三阴，上七而下十二，过经五寸。在乎摇动出纳，呼吸同法，驱运气血，顷刻周流，上下通接，可使寒者暖而热者凉，痛者止而胀者消，若开渠之决水，立时见功，何倾危之不起哉？虽曰病有三因，皆从气血，针分八法，不离阴阳。盖经脉昼夜之循环，呼吸往来之不息，和则身体康健，否则疾病而生。譬如天下，国家地方，山海田园，江河溪谷，值岁时风雨均调，则水道疏利，民安物阜。其或一方一所，风雨不均，遭以旱涝，使水道涌竭不同，灾伤遂至。人之气血，受病三因，亦犹方所之于旱涝也。盖针砭所以通经脉，均气血，蠲邪扶正，故曰捷法最奇者哉。

通经接气的方法，是有定息寸数的，即一息气循经脉运行六寸，手三阳经五尺、操作九息，足三阳经长八尺、操作十四息，超过经脉四寸；手三阴经长三点五尺、操作六息，足三阴经长六点五尺、操作十二息，超过经脉五寸（约数，仅供参考）。操作手法与呼吸配合，使气血周流全身，经气上下相通接，可使寒证变暖，热证变凉，并可止痛消胀，像开渠放水，立刻就能有疗效，能治疗各种危重证候。疾病的病因很多，但离不开气血，针刺的方法很多，但离不开阴阳。经脉昼夜循环不休，呼吸不止，则身体健康，否则就生疾病。就像天下，国家之中，山海田园，江河溪谷，如果风调雨顺，气候相宜，则水道疏利，老百姓安居乐业；如果某一个地方，风雨不调，或有旱涝灾害，则水道不疏利，或发洪水或旱而无水，则有灾祸。人的气血失调，是导致疾病的主要原因，就像地方的旱涝灾害一样，针刺可以通过刺激穴位使经脉通畅，气血调匀，祛邪扶正，所以说这种方法简便而有奇效。

嗟夫！轩岐古远，卢扁久亡。此道幽深，非一言而可尽；斯文细密，在久习而能通。岂世上之常辞，庸流之泛术。得之者，若科之及第而悦于心；用之者，如射之发中而进于目。述自先圣，传之后学，用针之士，有志于斯，果能洞察造微，而尽其精妙，则世之伏枕之疴，有缘者遇针到病除，其病皆随手而愈矣。

哎，轩辕黄帝的年代已经很久远了，扁鹊也过世多年了。针道技术蕴含的道理是极幽深的，并非一两句话可以说清楚，有文才的人很细致也需要长久的学习才能弄明白，它不是世上的庸俗寻常之术。得到针术的人，如考科举及第之先苦后甜；用针术的人，如射箭矢矢中的一样有效。我从先圣那里继承了它，并将它传给后世之人。针灸医生，有志于仔细研究并使用它，果然能明晰其中的精微奥妙，那么世上难治的疾病都能够在针灸的治疗之下，获得痊愈。

第三部分 针灸治疗歌赋

1. 十二经子母穴补泻歌

【出处】 选自《绘图针灸易学》，清代李学川著。本歌以十二经五输穴与五行相配合，结合本经的五行属性，根据五行相生的规律，按"虚则补其母，实则泻其子"的原则选穴配方。这是特定穴的一种应用方法，临床仍在使用，应该掌握。

【歌诀】　肺泻尺泽补太渊，大肠二间曲池间；

胃泻厉兑解溪补，脾在商丘大都边；

心先神门后少冲，小肠小海后溪连；

膀胱束骨补至阴，肾泻涌泉复溜焉；

包络大陵中冲补，三焦天井中渚痊；

胆泻阳辅补侠溪，肝泻行间补曲泉。

五输五行相配合，实泻其子大病安；

井荥输经合五穴，虚补其母顺势间。

（后两句为著者后续，以说明取穴原则）

【白话解】

肺泻尺泽补太渊，大肠二间曲池间；

肺经在五行属金，其实证取尺泽（水），即实则泻其子；若虚证时取太渊（土），即虚则补其母。大肠经在五行也属金，其实证时取二间（水），即实则泻其子；其虚证时取曲池（土），即虚则补其母。

胃泻厉兑解溪补，脾在商丘大都边；

胃经在五行属土，其实证应取厉兑（金），即实则泻其子；若虚证时应取解溪（火），即虚则补其母。脾经在五行也属土，其实证时应取商丘（金），即实则泻其子；若虚证时取大都（火），即虚则补其母。

心先神门后少冲，小肠小海后溪连；

心经在五行属火，其实证应取神门（土），即实则泻其子；其虚证时应取少冲（木），即虚则补其母。小肠经在五行也属火，其实证时应取小海（土），即实则泻其子；虚证时则应取后溪（木），即虚则补其母。

膀胱束骨补至阴，肾泻涌泉复溜焉；

膀胱经在五行属水，其实证时应取束骨（木），即实则泻其子；虚证时取至阴（金），即虚则补其母。肾经在五行也属水，其实性症状应取涌泉（木），即实则泻其子；其虚证时应取复溜（金），即虚则补其母。

包络大陵中冲补，三焦天井中渚痊；

心包经在五行依然属火，其实证时应泻大陵穴（土），即实则泻其子；其虚证时应补中冲穴（木），即虚则补其母。三焦经在五行依然属火，其实证时应泻天井穴（土），即实则泻其子；其虚证时应补中渚穴（木），即虚则补其母。

胆泻阳辅补侠溪，肝泻行间补曲泉；

胆经在五行属木，其实证时应泻阳辅穴（火），即实则泻其子；其虚证时应补侠溪穴（水），即虚则补其母。肝经在五行也属木，其实证时应泻行间穴（火），即实则泻其子；其虚证时应补曲泉穴（水），即虚则补其母。

五输五行相配合，实泻其子大病安；

井荥输经合五穴，虚补其母顺势间。

五输穴井荥输经合分别与五行相配合，十二经也与五行相配合，根据五行相生关系，实则泻本经五输穴中所生的穴，即为实则泻其子，大病可安。若本经是虚证则取本经五输穴中相生生我的穴行补法，即虚则补其母，母旺则子壮。这就是十二经子母穴补泻的方法。

2. 四总穴①歌

【出处】 本歌原载于明代朱权所著的《乾坤生意》，以后《针灸聚英》、《针灸大全》、《杨敬斋针灸全书》、《针灸大成》都将它收入书中。四总穴是依据《灵枢经·终始》"从腰以上者，手太阴阳明皆主之；从腰以下者，足太阴阳明皆主之"演变而来的。四总穴分治头项、面口、肚腹、腰背等部的疾患，在实践中确有针感强、疗效好、治疗范围广等优点。另外，四总穴又是远道取穴的典范。因此，四总穴歌是广大针灸工作者熟悉的一首脍炙人口的针灸歌诀。

【歌诀】 肚腹三里留，腰背委中求，
　　　　头项寻列缺，面口合谷收。

【注释】 ①四总穴：四穴指合谷、列缺、足三里、委中；总，是概括、总结之意。将全身十四经所属之数百穴的功能归纳成四个穴，故称四总穴。

【白话解】 人身前面的疾患，如脾、胃、大肠、小肠功能失调出现的肚腹疼痛、呕吐、胃痛、腹泻等症，应首选足三里治疗。
　　人身后面的疾患，主要是腰背部酸痛等，应取委中穴为主治疗。
　　人身头颈胸肺部位的病变，取列缺为主治疗，具有疏解风寒、清肺止咳的作用。
　　人身头面的疾患，主要是口及颜面部的病症，可取合谷为主治疗。

3. 回阳九针歌

【出处】 本歌出自《针灸大成》。

【歌诀】 哑门劳宫三阴交，涌泉太溪中脘接，
　　　　环跳三里合谷并，此是回阳九针穴。

【白话解】 哑门、劳宫、三阴交、涌泉、太溪、中脘、环跳、足三里、合谷九穴为临床急救常用的有效穴位，用于治疗晕厥、肢冷脉伏，阳虚欲脱时施术可回阳救逆挽救生命。称为回阳九针穴。

4. 十二经治症主客原络歌

【出处】 本歌选于《针灸大成》，明代杨继洲著。

原穴和络穴，在临床上既可单独应用，也可相互配合应用。相互配合应用时，先病脏腑为主，取其经的原穴，后病相表里的脏腑为客，取其经的络穴，称为"主客原络配穴"，是属于表里配穴法的一种。歌诀中证候多源于《灵枢经》。

（1）肺之主大肠客

【歌诀】 太阴多气而少血，心胸气胀掌发热，
　　　　 喘咳缺盆痛莫禁，咽痛喉干身汗越，
　　　　 肩内前廉两乳痛，痰结膈中气如缺，
　　　　 所生病者何穴求，太渊偏历与君说。

【白话解】 手太阴肺经多气少血，主要病候为心胸部气胀满、手掌发热、咳嗽气喘、少气不足以息、咽喉肿痛、身汗出、缺盆部肩内侧及两乳痛。以上病症可取手太阴肺经原穴太渊和大肠经的络穴偏历配合治疗。

（2）大肠主肺之客

【歌诀】 阳明大肠夹鼻孔，面痛齿疼腮颊肿，
　　　　 生疾目黄口亦干，鼻流清涕及血涌，
　　　　 喉痹肩前痛莫当，大指次指为一统，
　　　　 合谷列缺取之奇，二穴针之居病总。

【白话解】 手阳明大肠经分布于鼻孔两侧。本经主要病候是牙齿痛、面痛、腮颊肿痛、口干、鼻流清涕或出血、咽喉肿痛、目黄，以及本经循行部位肩前面、食指、拇指（肺经所止）疼痛不灵活。可取大肠经的原穴合谷配合肺经的络穴列缺治疗。

（3）脾主胃客

【歌诀】 脾经为病舌本强，呕吐胃翻疼腹脏，

阴气上冲噫^①难瘳，体重不摇心事妄，

疟生振栗^②兼体羸，秘结疸黄手执杖，

股膝内肿厥而疼，太白丰隆取为尚。

【注释】 ①噫：嗳气。

②振栗：寒栗振颤。

【白话解】 足太阴脾经的主要病候为舌根强痛，胃脘痛，食则呕吐，嗳气腹胀，大便或溏或秘，黄疸，身体困重，思虑不安以及患疟疾病，寒栗振颤，身体瘦弱，下肢内侧肿胀厥冷。以上病证取脾经的原穴太白和胃经的络穴丰隆治疗最好。

（4）胃主脾客

【歌诀】 腹膜心闷意悽怆，恶人恶火恶灯光，

耳闻响动心中惕，鼻衄唇喝疟又伤，

弃衣骤步身中热，痰多足痛与疮疡，

气蛊胸腿疼难止，冲阳公孙一刺康。

【白话解】 足阳明胃经的主要病候为腹胀以及气机阻滞造成的臌胀、齿唇病及鼻衄、疮疡病、热病、嘴歪及神志病的心胸闷、惊惕不安、喜独处和发狂证的裸体狂奔、痰多，还有本经循行部位胸腿足部疼痛病。以上病证应取胃经的原穴冲阳和脾经的络穴公孙治疗。

（5）真心主小肠客

【歌诀】 少阴心痛并干嗌^①，渴欲饮兮为臂厥，

生病目黄口亦干，胁臂疼兮掌发热，

若人欲治勿差求，专在医人心审察，

惊悸呕血及怔忡，神门支正何堪缺。

【注释】 ①嗌：咽喉。干嗌即咽干。

【白话解】 手少阴心经的主要病候为心痛惊悸怔忡，咽干口渴，呕血，目黄胁痛，上臂内侧痛，手心发热。是为臂部脉气厥逆。以上病证应取心经原穴神门和小肠络穴支正治疗。

（6）小肠主真心客

【歌诀】 小肠之病岂为良，颊肿肩疼两臂旁，
项颈强疼难转侧，嗌颔[1]肿痛甚非常，
肩似拔兮臑[2]似折，生病耳聋及目黄，
臑肘臂外后廉痛，腕骨通里取为详。

【注释】 ①颔：颈下曰颔。
②臑：上臂部。

【白话解】 手太阳小肠经的主要病候为耳聋、目黄、咽喉肿痛、面颊肿、下颌部肿痛、颈项强痛以及肩肘臂外后侧疼痛。以上病证应取小肠经原穴腕骨和心经的络穴通里治疗。

（7）肾之主膀胱客

【歌诀】 脸黑嗜卧不欲粮，目不明兮发热狂，
腰痛足疼步难履，若人捕获难躲藏，
心胆战兢气不足，更兼胸结[1]与身黄，
若欲除之无更法，太溪飞扬取最良。

【注释】 ①胸结：病名，即结胸。水热互结于胸。

【白话解】 肾经先病又涉及膀胱经的病候为面色黑，喜卧，不欲进食，视物不清，发热狂躁，腰腿酸软疼痛，行步艰难，心胆气虚，时恐惧战兢，胸部气结，咳嗽气喘，身发黄。以上病证取肾经原穴太溪和膀胱经络穴飞扬治疗最好。

（8）膀胱主肾之客

【歌诀】 膀胱颈痛目中疼，项腰足腿痛难行，

痫疭狂癫心胆热，背弓反手额眉棱，

鼻衄目黄筋骨缩，脱肛痔漏腹心臞，

若要除之无别法，京骨大钟任显能。

【白话解】 足太阳膀胱经的主要病候为颈项、腰、腿、足疼痛，筋骨萎缩，眼痛，患痫疾、疟疾和癫狂病，角弓反张、鼻衄、目黄、脱肛、痔疮，心腹部胀满。治疗最好用足太阳膀胱经原穴京骨和足少阴肾经的络穴大钟相配合，效果显著。

（9）三焦主包络客

【歌诀】 三焦为病耳中聋，喉痹咽干目肿红，

耳后肘疼并出汗，脊间心后痛相从，

肩背风生连臑肘，大便坚闭及遗癃，

前病治之何穴愈，阳池内关法理同。

【白话解】 手少阳三焦经先病影响心包经，病候为耳聋，耳后疼痛，咽喉肿痛而干，目赤肿痛，心痛连及后背，脊骨间疼痛，出汗，肩臂肘疼痛，大便坚硬不通畅，小便不利或遗尿。治疗以上病证取穴的道理方法与前几经相同，取三焦经的原穴阳池和心包经的络穴内关。

（10）包络主三焦客

【歌诀】 包络为病手挛急，臂不能伸痛如屈，

胸膺胁满腋肿平，心中澹澹①面色赤，

目黄善笑不肯休，心烦心痛掌热极，

良医达士细推详，大陵外关病消释。

【注释】 ①澹澹：澹音单。心动悸状。

【白话解】 手厥阴心包经为主的病候为手臂痉挛疼痛不能伸展、胸胁满、腋下肿痛、心痛心悸心烦、颜面红、目黄、手掌心极热、神志异常喜笑不休。治疗以上病证，医生应该仔细推敲，取心包经

的原穴大陵和三焦经的络穴外关治疗，病就会好了。

（11）肝主胆客

【歌诀】 气少血多肝之经，丈夫溃疝苦腰疼，

妇人腹膨小腹肿，甚则嗌干面脱尘，

所生病者胸满呕，腹中泄泻痛无停，

癃闭遗尿疝瘕痛，太光二穴即安宁。

【白话解】 足厥阴肝经少气而多血，主要病候是男子得疝气病（睾丸疼痛，溃烂出脓血）、腰痛，妇女腹胀、小腹部肿，以及咽干、面色晦暗似有尘土蒙面，胸满、呕吐、腹痛、腹泻、小便排尿滴沥或闭塞不通，或遗尿、小腹部痞块肿瘤疼痛。以上病证可取肝经原穴太冲和胆经络穴光明治疗。

（12）胆主肝客

【歌诀】 胆经之穴何病主？胸胁肋痛足不举，

面体不泽头面疼，缺盆腋肿汗如雨，

颈项瘿瘤坚似铁，疟生寒热连骨髓，

以上病症欲除之，须向丘墟蠡沟取。

【白话解】 足少阳胆经的主要病候是胸胁肋部疼痛，头痛，足部痛，抬举困难，面部及身体皮肤不润泽，缺盆和腋窝肿，汗出如雨，颈部生瘤、质坚硬，疟疾寒热往来。以上病症的治疗可取胆经原穴丘墟和肝经的络穴蠡沟。

5. 马丹阳天星十二穴治杂病歌

【出处】 选自《针灸大全》。本歌首载于元代王国瑞著《扁鹊神应针灸玉龙经》，题为《天星十一穴歌》，后在明代徐凤撰《针灸大全》上刊载时增加了太冲穴，题为《马丹阳天星十二穴治杂病歌》。马丹阳是宋代扶风人，他根据临床经验写成本歌，选穴特点突出四肢穴位，安全方便，疗效可靠，在针灸史上有重要位置。是针灸入门之捷径。

【歌诀】 三里内庭穴，曲池合谷接，
　　　　委中配承山，太冲昆仑穴，
　　　　环跳并阳陵，通里并列缺，
　　　　合担用法担，合截用法截。
　　　　三百六十穴，不出十二诀，
　　　　治病如神灵，浑如汤泼雪，
　　　　北斗降真机，金锁教开彻，
　　　　至人可传授，匪人莫浪说。
　　　　三里膝眼下，三寸两筋间，
　　　　能通心腹胀，善治胃中寒，
　　　　肠鸣并腹泻，腿肿膝胻酸，
　　　　伤寒羸瘦损，气蛊及诸般，
　　　　年过三旬后，针灸眼便宽，
　　　　取穴当审的，八分三壮安。
　　　　内庭次趾外，本属足阳明，
　　　　能治四肢厥，喜静恶闻声，
　　　　瘾疹咽喉痛，数欠及牙痛，
　　　　疟疾不能食，针着便惺惺。
　　　　曲池拱手取，屈肘骨边求，
　　　　善治肘中痛，偏风手不收，
　　　　挽弓开不得，筋缓莫梳头，
　　　　喉闭促欲死，发热更无休，
　　　　遍身风癣癞，针着即时瘳。
　　　　合谷在虎口，两指歧骨间，
　　　　头痛并面肿，疟疾热还寒，
　　　　齿龋鼻衄血，口噤不开言，
　　　　针入五分深，令人即便安。
　　　　委中曲䐐里，横纹脉中央，
　　　　腰痛不能举，沉沉引脊梁，
　　　　酸痛筋莫展，风痹复无常，
　　　　膝头难伸屈，针入即安康。
　　　　承山名鱼腹，腨肠分肉间，

善治腰疼痛，痔疾大便难，
脚气并膝肿，辗转战疼酸，
霍乱及转筋，穴中刺便安。
太冲足大趾，节后二寸中，
动脉知生死，能医惊痫风，
咽喉并心胀，两足不能行，
七疝偏坠肿，眼目似云朦，
亦能疗腰痛，针下有神功。
昆仑足外踝，跟骨上边寻，
转筋腰尻痛，暴喘满冲心，
举步行不得，一动即呻吟，
若欲求安乐，须于此穴针。
环跳在髀枢，侧卧屈足取，
折腰莫能顾，冷风并湿痹，
腰胯连腨痛，转侧重欷歔，
若人针灸后，顷刻病消除。
阳陵居膝下，外廉一寸中，
膝肿并麻木，冷痹及偏风，
举足不能起，坐卧似衰翁，
针入六分止，神功妙不同。
通里腕侧后，去腕一寸中，
欲言声不出，懊恼及怔忡，
实则四肢肿，头腮面颊红，
虚则不能食，暴瘖面无容，
毫针微微刺，方信有神功。
列缺腕侧上，次指手交叉，
善疗偏头患，遍身风痹麻，
痰涎频壅上，口噤不开牙，
若能明补泻，应手即如拿。

【白话解】

三里内庭穴，曲池合谷接，

委中配承山，太冲昆仑穴，

环跳并阳陵，通里并列缺，

合担用法担，合截用法截。

足三里、内庭、曲池、合谷、委中、承山、太冲、昆仑、环跳、阳陵泉、通里和列缺12个穴位，临床应用广泛。适合采用上下两穴或左右两同名穴治疗的是担法（也有人认为担即补法）；适合独取一穴治疗的是截法（也有人认为截即泻法）。

三百六十穴，不出十二诀，

治病如神灵，浑如汤泼雪，

北斗降真机，金锁教开彻，

至人可传授，匪人莫浪说。

全身360多个穴的治疗作用，上述12穴都能概括，治病效果灵验，简直就像开水泼在雪上立刻融化。这是神仙真传，可以打开治病这把金锁。聪明至诚的人才可以传授，对行为不良不诚实的人不能传授。

三里膝眼下，三寸两筋间，

能通心腹胀，善治胃中寒，

肠鸣并腹泻，腿肿膝胻酸，

伤寒羸瘦损，气蛊及诸般，

年过三旬后，针灸眼变宽，

取穴当审的，八分三壮安。

足三里穴是胃经合穴，位于外膝眼（犊鼻）直下三寸。本穴能治疗腹胀、腹泻、肠鸣和胃中寒邪，能治疗膝部和小腿酸痛、肿胀，还可补伤寒之后的瘦弱虚损以及治气臌病等，对30岁以上的人针灸足三里强壮保健作用很大，可使体健眼亮。本穴要取准确，一般针刺八分，灸三壮。

内庭次趾外，本属足阳明，

能治四肢厥，喜静恶闻声，

瘾疹咽喉痛，数欠及牙痛，

疟疾不能食，针着便惺惺。

内庭位于足次趾和中趾间的趾缝端，属足阳明胃经，能治疗四肢厥冷、胃经热引起的心烦喜静、荨麻疹、咽喉肿痛、牙痛、疟疾不能进食以及频繁呵欠症。

　　曲池拱手取，屈肘骨边求，
　　善治肘中痛，偏风手不收，
　　挽弓开不得，筋缓莫梳头，
　　喉闭促欲死，发热更无休，
　　遍身风癣癞，针着即时瘳。

　　曲池应屈肘拱手取穴，位于尺泽和肱骨外上髁之间。本穴善治肘关节疼痛、因受风邪引起的手臂无力，不能开弓射箭，不能举臂梳头。还能治疗各种热证、咽喉肿痛及各种皮肤病如风癣和癞疥病。

　　合谷在虎口，两指歧骨间，
　　头痛并面肿，疟疾热还寒，
　　齿龋鼻衄血，口噤不开言，
　　针入五分深，令人即便安。

　　合谷穴在虎口部，第一、二掌骨之间，平第二掌骨中点处。本穴主治头痛，面部肿痛，龋齿牙痛，鼻衄以及疟病寒热往来，牙关紧闭不能说话等症，一般针五分深。

　　委中曲腘里，横纹脉中央，
　　腰痛不能举，沉沉引脊梁，
　　酸痛筋莫展，风痹复无常，
　　膝头难伸屈，针入即安康。

　　委中穴位于腘窝，腘横纹中点，腘动脉外侧。委中是足太阳经穴，主治腰脊沉重疼痛，酸痛，活动不利，以及因感受风邪，风痹反复发作，膝关节屈伸困难等症。针刺即有良效。

　　承山名鱼腹，腨肠分肉间，
　　善治腰疼痛，痔疾大便难，
　　脚气并膝肿，辗转战疼酸，
　　霍乱及转筋，穴中刺便安。

　　承山穴别名鱼腹，位于小腿后腓肠肌下部分肉间。本穴善治外感寒湿或闪挫腰痛，痔疮肿痛，大便困难，因脚气而引起的膝肿，战栗不能站立，胫酸脚跟痛以及由于霍乱吐泻而引起的拘挛转筋。

　　太冲足大趾，节后二寸中，
　　动脉知生死，能医惊痫风，

咽喉并心胀，两足不能行，

七疝偏坠肿，眼目似云矇，

亦能疗腰痛，针下有神功。

太冲穴属肝经，位于足背第一、二跖骨结合部的前面，距本节2寸。下有第一跖背动脉应手，可判断生死。本穴主治惊风，癫痫，中风，咽喉肿痛，心胁部胀痛，小肠疝气，睾丸偏坠痛，眼花云翳内障，还能治疗腰痛。

昆仑足外踝，跟骨上边寻，

转筋腰尻痛，暴喘满冲心，

举步行不得，一动即呻吟，

若欲求安乐，须于此穴针。

昆仑穴属足太阳膀胱经，位于跟骨上边外踝高点与跟腱之间的凹陷处。主治腰骶疼痛，足跟肿痛，转筋，行走困难，还能治疗突发的喘咳胸满，气上冲心。

环跳在髀枢，侧卧屈足取，

折腰莫能顾，冷风并湿痹，

腰胯连腨痛，转折重欷歔，

若人针灸后，顷刻病消除。

环跳穴属足少阳胆经，位于臀部，侧卧屈膝大转子高点至骶管裂孔连线的外1/3和内2/3交点处。本穴主治腰痛不能弯以及由于风寒湿侵袭而形成的痹证，腰胯牵连腓肠肌疼痛，活动加重。针灸此穴后疼痛即刻可以缓解。

阳陵居膝下，外廉一寸中，

膝肿并麻木，冷痹及偏风，

举足不能起，坐卧似衰翁，

针入六分止，神功妙不同。

阳陵泉穴属胆经，位于小腿外侧，腓骨小头前下缘凹陷中。本穴主治膝关节肿痛、麻木，由于风冷痹证引起的下肢疼痛沉重、步履艰难，坐卧好似衰弱的老翁，针刺此穴六分，功效神妙。

通里腕侧后，去腕一寸中，

欲言声不出，懊恼及怔忡，

实则四肢肿，头腮面颊红，

虚则不能食，暴瘖面无容，

毫针微微刺，方信有神功。

通里穴属手少阴心经，位于腕横纹上1寸，尺侧腕屈肌腱的桡侧。本穴主治突然失声，心烦懊侬，心悸怔忡，肘臂肿痛，头面红赤的实证；以及突然失声，面色苍白，食欲不佳的虚证。用毫针刺本穴有神效。

列缺腕侧上，次指手交叉。

善疗偏头患，遍身风痹麻，

痰涎频壅上，口噤不开牙，

若能明补泻，应手即如拿。

列缺穴属手太阴肺经，位于腕部桡侧桡骨茎突上方距腕横纹上1.5寸。简便取穴法：两手虎口自然平直交叉食指按于茎突上指尖下凹陷处是本穴。本穴善治头项部的疾患和全身感受风邪麻木、痰涎多、口噤等症。根据病情采用针刺补泻手法，效果明显。

6. 孙真人针十三鬼穴歌

【出处】　选自《针灸大成》。本歌所介绍的13个穴位，是唐代著名医学家孙思邈（尊称孙真人）通过长期临床实践，总结出来的治疗神志疾患的经验穴，也是当时的"特效穴"，称为"十三鬼穴"。近代临床实践证明，这些穴位在治疗神志病方面，确是行之有效的。

【歌诀】　百邪癫狂所为病，针有十三穴须认。

凡针之体先鬼宫，次针鬼信无不应。

一一从头逐一求，男从左起女从右。

一针人中鬼宫停，左边下针右出针。

第二手大指甲下，名鬼信刺三分深。

三针足大趾甲下，名曰鬼垒入二分。

四针掌后大陵穴，入针五分为鬼心。

五针申脉为鬼路，火针三下七锃锃。

第六却寻大椎上，入发一寸为鬼枕。

七刺耳垂下五分，名曰鬼床针要温。

八针承浆名鬼市，从左出右君须记。

九针间使为鬼窟，十针上星名鬼堂。

十一阴下缝三壮，女玉门头为鬼藏。

十二曲池名鬼臣，火针仍要七锃锃。

十三舌头当舌中，此穴须认是鬼封。

手足两边相对刺，若逢孤穴只单通。

此是先师真妙诀，狂猖恶鬼走无踪。

明代杨继洲注：

一针鬼宫，即人中，入三分。

二针鬼信，即少商，入三分。

三针鬼垒，即隐白，入二分。

四针鬼心，即大陵，入五分。

五针鬼路，即申脉（火针），入三分。

六针鬼枕，即风府，入二分。

七针鬼床，即颊车，入五分。

八针鬼市，即承浆，入三分。

九针鬼窟，即劳宫，入二分。

十针鬼堂，即上星，入二分。

十一针鬼藏，男即会阴，女即玉门头，入三分。

十二针鬼臣，即曲池（火针），入五分。

十三针鬼封，在舌下中缝，刺出血，仍横安针一枚，就两口吻，令舌不动，此法甚效。更加间使、后溪二穴尤妙。

男子先针左起，女子先针右起。单日为阳，双日为阴。阳日阳时针右转，阴日阴时针左转。

【白话解】

百邪癫狂所为病，针有十三穴须认。

凡针之体先鬼宫，次针鬼信无不应。

一一从头逐一求，男从左起女从右。

治疗癫狂病，针刺13个穴必须认清。首先针刺鬼宫穴（即人中穴），其次针刺鬼信穴（即少商穴）。以下把13个穴的位置叙述一遍。男子先针左边穴，女子先针右边穴。

一针人中鬼宫停，左边下针右出针。

第二手大指甲下，名鬼信刺三分深。

第一针刺叫鬼宫的穴也就是人中穴，用透针法从左边进针，右边出针。第二穴叫鬼信穴，在拇指末节桡侧，距指甲根角0.1寸，即少商穴，针刺三分深。

三针足大趾甲下，名曰鬼垒入二分。

四针掌后大陵穴，入针五分为鬼心。

第三针刺叫鬼垒的穴，穴位在踇趾末节内侧，距趾甲根角0.1寸，即隐白穴，针刺深度为二分。第四针刺叫鬼心的穴，穴位在腕部掌横纹的中点，即大陵穴，针刺深度为五分。

五针申脉为鬼路，火针三下七锃锃。

第六却寻大椎上，入发一寸为鬼枕。

第五针刺叫鬼路的穴，即申脉穴（位置在足外踝直下方的凹陷中），用火针针刺三下。第六针刺鬼枕穴，即风府穴，穴位在大椎穴的上边，项部，当后发际正中直上1寸处。

七刺耳垂下五分，名曰鬼床针要温。

八针承浆名鬼市，从左出右君须记。

第七针刺叫鬼床的穴，即颊车穴，穴位在耳垂下，下颌角前上方约一横指，咬肌隆起，按之凹陷处，用温针法刺。第八针刺鬼市穴即承浆穴（在面部当颏唇沟的正中凹陷处），针法为透针（从左透右）。

九针间使为鬼窟，十针上星名鬼堂。

十一阴下缝三壮，女玉门头为鬼藏。

第九针刺叫鬼窟的穴，即间使穴（在前臂掌侧，腕横纹上3寸，掌长肌腱与桡侧腕屈肌腱之间）。第十针刺叫鬼堂的穴，即上星穴（在头部，前发际正中直上1寸）。第十一穴叫鬼藏，男子即会阴穴（在阴囊根部与肛门连线的中点），女子为阴蒂处，用灸三壮法。

十二曲池名鬼臣，火针仍要七锃锃。

十三舌头当舌中，此穴须名是鬼封。

第十二针刺叫鬼臣的穴，即曲池（在肘横纹外侧端，屈肘，当尺泽与肱骨外上髁连线中点），用火针刺。第十三针刺叫鬼封的穴，穴在舌下舌系带处，名舌缝。

手足两边相对刺，若逢孤穴只单通。

此是先师真妙诀，狂猖恶鬼走无踪。

如果穴位在手足上，双侧都要针刺，如果只是单穴（如人中、承浆、舌缝、会阴），就用透针法。这是先师治疗癫狂病的真正妙诀。

以下是明代杨继洲的注释：

一针鬼宫，即人中，入三分。

二针鬼信，即少商，入三分。

三针鬼垒，即隐白，入二分。

四针鬼心，即大陵，入五分。

五针鬼路，即申脉（火针），入三分。

六针鬼枕，即风府，入二分。

七针鬼床，即颊车，入五分。

八针鬼市，即承浆，入三分。

九针鬼窟，即劳宫，入二分。

十针鬼堂，即上星，入二分。

十一针鬼藏，男即会阴，女即玉门头，入三分。

十二针鬼臣，即曲池（火针），入五分。

第十三针鬼封穴在舌下中缝，针刺出血，在口两吻处衔针一枚，让舌头不动，这种疗法效果很好。再刺间使穴、后溪穴效果就更好了。

男子针刺先从左起，女子针刺先从右起。单日为阳，双日为阴。阳日阳时（按十二时辰，单时为阳，双时为阴）针向右转动，阴日阴时针向左转动。

7. 秋夫疗鬼十三穴歌

【出处】 出自《凌门传授铜人指穴》。本歌是宋代医家徐秋夫治疗神志病的经验穴。徐秋夫的十三穴与孙真人十三鬼穴相比，大同小异。有九个穴位相同，四个穴位不同。不相同的穴位徐秋夫是"神庭"、"乳中"、"阳陵泉"、"行间"四穴，孙真人为"申脉"、"上星"、"会阴"、"曲池"四穴。

【歌诀】 人中神庭风府始，舌缝承浆颊车次，

少商大陵间使连，乳中阳陵泉有据，

隐白行间不可差，十三穴是秋夫置。

【白话解】 人中、神庭、风府三穴先刺，再刺舌缝、承浆、颊车三穴。刺手、臂的少商、大陵、间使，胸部乳中（乳中针刺是特殊用法），腿部阳陵泉，足部隐白、行间，这是徐秋夫治神志病的13个穴位。

8. 胜玉歌

【出处】 本歌选自明代著名针灸学家杨继洲编著的《针灸大成》一书，是杨继洲在家传《卫生针灸玄机秘要》的基础上增辑而成的配穴处方的经验总结。在杨继洲行医的时候，元代王国瑞编撰的《扁鹊神应针灸玉龙经》已流行一时，其中《玉龙歌》的原文较长，不易记诵。有鉴于此，杨继洲简明扼要地编成了这篇《胜玉歌》。为了表示本篇内容和临床上的实用价值，以及写作方式的精练，颇有胜过《玉龙歌》之处，所以定名为"胜玉歌"，以引起读者的重视。全歌76句，38韵，强调了66穴的应用，其内容是以各部疼痛为主，其他病症也多有涉及，共提及50余种病症。灸法应用较多，是本歌的特点。

本歌临床价值很高，宜熟读。

【歌诀】 胜玉歌兮不虚言，此是杨家真秘传。

或针或灸依法语，补泻迎随随手捻。

头痛眩晕百会好，心疼脾痛上脘先。

后溪鸠尾及神门，治疗五痫[①]立便痊。

髀疼要针肩井穴，耳闭[②]听会莫迟延。

胃冷下脘却为良，眼痛须觅清冷渊。

霍乱[③]心疼吐痰涎，巨阙着艾便安然。

脾疼背痛中渚泻，头风眼痛上星专。

头项强急承浆保，牙腮疼紧大迎全。

行间可治膝肿病，尺泽能医筋拘挛。

若人行步苦艰难，中封太冲针便痊。

脚背痛时商丘刺，瘰疬少海天井边。

筋疼闭结支沟穴，颔①肿喉闭少商前。

脾心痛急寻公孙，委中驱疗脚风缠。

泻却人中及颊车，治疗中风口吐沫。

五痫⑤寒多热更多，间使大杼真妙穴。

经年或变劳怯者，痞满脐旁章门决。

噫气吞酸食不投，膻中七壮除膈热。

目内红痛苦皱眉，丝竹攒竹亦堪医。

若是痰涎并咳嗽，治却须当治肺俞，

更有天突与筋缩，小儿吼闭⑥自然疏。

两手酸痛难执物，曲池合谷并肩髃。

臂疼背痛针三里，头风⑦头痛灸风池。

肠鸣大便时泄泻，脐旁两寸灸天枢，

诸般气症从何治，气海针之灸亦宜。

小肠气痛⑧归来治，腰痛中空穴最奇。

腿股转酸难移步，妙穴说与后人知，

环跳风市与阴市，泻却金针病自除。

热疮臁内⑨年年发，血海寻来可治之，

两膝无端肿如斗，膝眼三里艾当施。

两股转筋承山刺，脚气复溜不须疑。

踝跟骨痛灸昆仑，更有绝骨共丘墟。

灸罢大敦除疝气，阴交针入下胎衣。

遗精白浊⑩心俞治，心热口臭大陵驱。

腹胀水分多得力，黄疸至阳便能离。

肝血盛兮肝俞泻，痔疾肠风长强欺。

肾败腰痛小便频，督脉两旁肾俞除。

六十六穴施应验，故成歌诀显针奇。

【注释】　①五痫：即马、羊、鸡、猪、牛5种痫病，因其发病时，口中所发出的声音似马、似羊等，故以此命名。本病的特征是在发作时突然晕倒，不省人事，手足抽搐，两目上视，喉内发出五畜的声音，在将醒时，口吐涎沫，醒后一如常人。

②耳闭：耳窍闭塞，气机阻滞，轻则重听，重则耳聋，属于听觉障碍的症状。

③霍乱：古代把上吐下泻同时并作的病都包括在霍乱的范围内，认为这是一种胃肠挥霍缭乱的现象，故名。它既包括烈性传染病的"霍乱"，也包括一般夏秋间常见的急性胃肠炎。

④颔：位于颈的前上方，相当于颔部的下方，喉结上方软肉处。

⑤五疟：泛指各种不同类型的疟疾。《素问·刺疟论》里有肝、心、脾、肺、肾五疟的提法。这是根据所属五脏的关系而分类。

⑥吼闭：即高声大叫，牙关紧闭，神志不清之症。此证多因邪热、痰浊等病邪闭阻于内所致。

⑦头风：指头痛日久不愈，时发时止，甚至一触即发的病症。由风寒侵入头部经络，或因痰涎风火，郁遏经络，以致气血壅滞所致。症见头部剧烈疼痛，痛连眉梢、眼睛，甚至目昏不能睁开，头不能抬，头皮发麻，有的患者可兼见眼部的症状。

⑧小肠气痛：属于疝气之类，由于肾脏寒气上冲，或由肝脏气火上逆而发。临床特点是少腹疼痛，阴囊偏坠肿痛，上连腰部或下腹气上冲心胸，直达咽喉。

⑨热疮臁内：一种小腿慢性溃疡。指在外科中最为缠绵的臁疮，又名裙边疮、伤守疮，俗名烂腿。初发先痒后痛，红肿成片，日久溃烂，流出臭秽脓血污水，疮口低陷，肉色黯红或紫黑，四周皮肤僵硬，形如缸口，收口极慢，患肢常伴有青筋暴露（静脉曲张），愈后每易复发，由于湿热下注，气血凝滞而成。内治宜活血通络，清热利湿。

⑩白浊：指阴茎热痛，时时流出秽浊如脓的浊液。大多为湿热内蕴，或为色欲过度，元气不固所致。

【白话解】

胜玉歌兮不虚言，此是杨家真秘传。

或针或灸依法语，补泻迎随随手捻。

胜玉歌起名"胜玉"并不是妄言，它是杨家的家传秘方。有的病适宜针刺，有的病适宜艾灸，这些都要依照歌中所说的法则来进行，补法或泻法，可以随心所欲，运用自如。

头痛眩晕百会好，心疼脾痛上脘先。

后溪鸠尾及神门，治疗五痫立便痊。

头痛眩晕的病取百会穴治疗；心胸部及胃腹部疼痛时，不论原因如何，均应首先选用任脉的中脘穴。后溪、鸠尾及神门穴结合起来，治疗各种痫病，立刻就能痊愈。

脾疼要针肩井穴，耳闭听会莫迟延。

胃冷下脘却为良，眼痛须觅清冷渊。

由肩部痛延及背腰部，或腰髋痛之类的病，要针刺肩井。听觉障碍，不论属虚属实，在局部疗法中，都应立即取听会穴。脾胃虚寒，选用下脘穴行温针灸，即有良好的效果。实证的眼痛必须选用清冷渊穴。

霍乱心疼吐痰涎，巨阙着艾便安然。

霍乱，胃脘部疼痛，吐出痰涎和食物，属寒证的，艾灸巨阙穴就能恢复健康。

脾疼背痛中渚泻，头风眼痛上星专。

出现在中焦部位的疼痛，并牵引心背彻痛，胸满气喘，针泻中渚穴能通阳、散寒、理气、和胃而止痛。上星穴专门治头风眼痛，可迅速缓解疼痛。

头项强急承浆保，牙腮疼紧大迎全。

由风寒引起的头项强直，筋脉拘急，不能前后俯仰或左右回顾等难以活动的症状，取任脉的承浆穴；各种原因引起的口噤不开、牙关紧闭、牙疼、颊肿、不能咀嚼等症，取用大迎穴，疗效颇佳。

行间可治膝肿病，尺泽能医筋拘挛。

若人行步苦艰难，中封太冲针便痊。

膝关节周围肿胀疼痛，可选行间穴而获得消肿止痛的功效。尺泽能医治上肢部筋脉拘紧挛急，不能自由伸屈的病。如果因足踝关节周围及足背部等处发生肿痛而行走艰难，取中封、太冲针刺能养血散瘀，舒筋活络而使病人恢复行动，步履如常。

脚背痛时商丘刺，瘰疬少海天井边。

筋疼闭结支沟穴，颌肿喉闭少商前。

足背部肿胀疼痛时针刺商丘穴，可标本兼治。少海、天井穴适宜治疗瘰疬。腹部疼痛，大便燥结，排便困难，取支沟穴有特殊的功效。咽喉连及颌部发生红肿刺痛，甚至咽喉肿闭，口噤不开，水浆难下，且有痰涎壅塞、呼吸不利等症状，可取少商穴治疗。

脾心痛急寻公孙，委中驱疗脚风缠。

出现在心胸胃腹部急性发作的疼痛，取公孙穴作为主治的要穴。

委中能够医治腿游风之类的足病。

泻却人中及颊车，治疗中风口吐沫。

中风病，口吐涎沫，应针泻人中及颊车穴。

五疟寒多热更多，间使大杼真妙穴。

经年或变劳怯者，痞满脐旁章门决。

各种不同类型的疟疾，不论是寒多热少，还是发热时间较长，热比寒多的现象，都可取用间使、大杼穴治疗，能有相得益彰的妙用。经年累月，久疟不愈者，有的发展成为不易治愈的劳疟，或出现胸腹间气机阻塞不舒的症状，可以取脐旁的章门穴治疗，以化痰湿，消痞满。

噎气吞酸食不投，膻中七壮除膈热。

食物下咽时，有气逆梗塞的现象，以及胃中泛酸，食物虽然入咽，仍复吐出的病症，可灸膻中穴，促使气机通畅，脾胃调和。

目内红痛苦皱眉，丝竹攒竹亦堪医。

眼睛红肿疼痛，羞明流泪，隐涩难开，或兼有前额痛、眉棱骨痛等，取丝竹空、攒竹穴相配进行针刺，能取得良好疗效。

若是痰涎并咳嗽，治却须当治肺俞，

更有天突与筋缩，小儿吼闭自然疏。

如果咳嗽有痰，应灸肺俞穴而获得宣肺止咳、化痰祛湿的功效；如再配合天突、筋缩二穴，又可治小儿吼闭。

两手酸痛难执物，曲池合谷并肩髃。

臂疼背痛针三里，头风头痛灸风池。

风寒湿热等外邪侵犯经脉致使上肢部气滞血瘀，伸屈不自如，运动障碍，难以握物，并有酸重疼痛的症状，可取曲池、合谷、肩髃三穴相配治疗，能缓解疼痛，恢复运动。风寒湿邪所引起的上肢及肩背部疼痛，可针刺手三里，以疏通气血，缓解疼痛。头风头痛，风池穴是一个不可少的要穴，可在此穴施灸。

肠鸣大便时泄泻，脐旁两寸灸天枢。

腹内肠鸣，并且不时排泄稀薄大便的泄泻症状，可灸天枢穴，以散寒祛湿，温中健脾，起到标本兼治的作用。

诸般气症从何治，气海针之灸亦宜。

各种气机运行失常引起的病症，取气海穴，实则针刺，虚则艾灸，能鼓动气机，宣通气滞。

小肠气痛归来治，腰痛中空穴最奇。

小肠气痛取归来穴治疗，由此并发的腰脊疼痛，可取中空穴治疗，疗效奇特。中空穴即中髎穴。

腿股转酸难移步，妙穴说与后人知，

环跳风市与阴市，泻却金针病自除。

大腿难以转侧，酸重麻木，不能屈伸，起立步行均感困难，取环跳、风市及阴市三穴相配，针到病除。

热疮臁内年年发，血海寻来可治之。

臁疮一病，针治应选用血海穴，利湿泄热，泄毒生肌。

两膝无端肿如斗，膝眼三里艾当施。

两股转筋承山刺，脚气复溜不须疑。

踝跟骨痛灸昆仑，更有绝骨共丘墟。

膝关节周围肿起如斗大，难以屈伸，可艾灸膝眼及足三里，有扶正祛邪、标本兼治的效果。两腿抽筋（即腓肠肌痉挛），针刺承山穴能缓解。脚气病针刺复溜穴，能下气除湿泄热。各种原因所引起的足踝及跟骨部的肿痛，应取昆仑穴，另外再配以绝骨、丘墟穴，可直达患部，疏调其周围的气血壅滞，缓解疼痛。

灸罢大敦除疝气，阴交针入下胎衣。

遗精白浊心俞治，心热口臭大陵驱。

疝气疼痛，应灸大敦穴。胎衣不下，少腹疼痛，可针刺三阴交穴治疗。遗精、白浊取心俞穴以宁心安神，清心降火。心火上逆，熏蒸于口舌，发出秽臭之气，取大陵穴，可以清心降火，消除口臭。

腹胀水分多得力，黄疸至阳便能离。

肝血盛兮肝俞泻，痔疾肠风长强欺。

腹部胀大如鼓的臌胀病，可取水分穴灸治，以利尿泻下。至阳穴是治疗黄疸的要穴。肝有热邪血盛，或气郁化热引起的病症，应针泻肝俞穴。痔疮便血等一切与肛门有关的疾病，针刺选用长强穴治疗，是具有特效的一种局部疗法。

肾败腰痛小便频，督脉两旁肾俞除。

肾脏精气亏耗而致的腰痛、小便频数，取督脉两旁的肾俞穴治疗，症状可除。

六十六穴施应验，故成歌诀显针奇。

这66个穴，用于临床颇有效验，所以编成歌诀，以将针灸的奇妙之处显传于世。

9. 席弘赋

【出处】 本赋首见于明代徐凤所撰的《针灸大全》一书，是明代的针灸家席弘所写。该赋主要介绍了他针灸治病的经验，故名为《席弘赋》。内容包括各种病症的取穴及补泻手法，提出了50余症，选用了60余穴，反映了元明时期针灸治疗的特点，对临床有一定的参考价值。

【歌赋】 凡欲行针须审穴，要明补泻迎随诀，
胸背左右不相同，呼吸阴阳男女别。
气刺两乳求太渊，未应之时泻列缺；
列缺头痛及偏正，重泻太渊无不应。
耳聋气痞听会针，迎香穴泻功如神。
谁知天突治喉风[①]，虚喘须寻三里中。
手连肩脊痛难忍，合谷针时要太冲。
曲池两手不如意，合谷下针宜仔细。
心痛手颤少海间，若要除根觅阴市。
但患伤寒两耳聋，金门听会疾如风。
五般肘痛寻尺泽，太渊针后却收功。
手足上下针三里，食癖气块[②]凭此取。
鸠尾能治五般痛，若下涌泉人不死。
胃中有疾刺璇玑，三里功多人不知。
阴陵泉治心胸满，针到承山饮食思。
大杼若连长强寻，小肠气痛即行针。
委中专治腰间痛，脚膝肿时寻至阴。
气滞腰痛不能立，横骨大都宜救急。
气海专能治五淋[③]，更针三里随呼吸。
期门穴主伤寒患，六日过经犹未汗，
但向乳根二肋间，又治妇人生产难。

耳内蝉鸣腰欲折，膝下明存三里穴，
若能补泻五会间，且莫向人容易说。
睛明治眼未效时，合谷光明安可缺。
人中治癫功最高，十三鬼穴④不须饶。
水肿水分兼气海，皮内随针气自消。
冷嗽先宜补合谷，却须针泻三阴交。
牙齿肿痛并喉痹，二间阳溪疾怎逃。
更有三间肾俞妙，善除肩背消风劳⑤。
若针肩井须三里，不刺之时气未调。
最是阳陵泉一穴，膝间疼痛用针烧。
委中腰痛脚挛急，取得其经血自调。
脚痛膝肿针三里，悬钟二陵三阴交。
更向太冲须引气，指头麻木自轻飘。
转筋目眩针鱼腹⑥，承山昆仑立便消。
肚疼须是公孙妙，内关相应必然瘥。
冷风⑦冷痹⑧疾难愈，环跳腰俞针与烧。
风池风府寻得到，伤寒百病一时消。
阳明二日寻风府，呕吐还须上脘疗。
妇人心痛心俞穴，男子疝癖⑨三里高。
小便不禁关元好，大便闭涩大敦烧。
髋骨腿疼三里泻，复溜气滞便离腰。
从来风府最难针，却用工夫度浅深，
倘若膀胱气未散，更宜三里穴中寻。
若是七疝小腹痛，照海阴交曲泉针。
又不应时求气海，关元同泻效如神。
小肠气撮痛连脐，速泻阴交莫在迟，
良久涌泉针取气，此中玄妙少人知。
小儿脱肛患多时，先灸百会次鸠尾。
久患伤寒肩背痛，但针中渚得其宜。
肩上痛连脐不休，手中三里便须求，
下针麻重即须泻，得气之时不用留。
腰连膝肿急必大，便于三里攻其隘，

下针一泻三补之，气上攻噎只管在，

噎⑩不在时气海灸，定泻一时立便瘥。

补自卯南转针高，泻从卯北莫辞劳，

逼针泻气便须吸，若补随呼气自调，

左右拈针寻子午，抽针行气自迢迢，

用针补泻分明说，更用搜穷本与标。

咽喉最急先百会，太冲照海及阴交。

学者潜心宜熟读，席弘治病最名高。

【注释】 ①喉风：多因风热外邪客于经络，深入肺胃脏腑，致气血凝滞，风火相扇，蕴结而成。症见咽喉部突然肿痛，呼吸困难，吞咽不适，又有锁喉风、缠喉风之名。

②食癖气块：指饮食无节，伤及脾胃，致精气亏耗，邪冷之气搏结不散而形成之积聚，潜匿于两胁间，按之无物，有时作痛，当痛时方觉有物。

③五淋：小便频数，短涩淋沥，小腹尿道刺痛胀痛，称为淋证。根据病机和症状的不同，临床上一般分为热淋、石淋、血淋、气淋、膏淋五种类型。

④十三鬼穴：有两种提法，一种是孙真人十三鬼穴，另一种是徐秋夫鬼病十三穴，详见相应歌诀。这些穴位在治疗精神疾病方面，确有卓效。由于当时的历史条件，人们认为精神疾病是由鬼神作祟所致，故将这些治疗穴位命名为"鬼穴"。

⑤风劳：风寒客于经络，致痹痛不仁，失治则渐入腑，继入于脏，久之耗伤气血，虚损成劳。

⑥鱼腹：即小腿腓肠肌的肌腹部，因其形似鱼腹而名之。

⑦冷风：指风寒湿之邪侵入四肢肌肉及关节，加之脾胃俱虚，引起肢体麻木不仁、冷痛酸楚之症。

⑧冷痹：即寒痹。病因风寒湿邪中以寒邪偏胜，使气血凝滞不通所致。

⑨疝癖："疝"与"癖"是两种证候，但习惯上通称为"疝癖"。"疝"是形容脐的两旁有条状筋块，状如弓弦，大小不一，或痛或不痛。"癖"是指潜匿于两胁之间的积块，平时寻摸不见，痛时摸之才觉有物。

⑩噎：是指吞咽时，有哽噎不顺的感觉，多因肝气不舒、气逆上攻所致。

【白话解】

凡欲行针须审穴，要明补泻迎随诀，

胸背左右不相同，呼吸阴阳男女别。

凡是要以针灸治病，必须先辨明穴位，明确所要使用的补泻迎随的手法。人身各个部分都可用阴阳区分，如胸腹为阴，背为阳；右为阴，左为阳。针刺补泻可因呼吸、阴阳、男女的差异而有区别。

气刺两乳求太渊，未应之时泻列缺；

列缺头痛及偏正，重泻太渊无不应。

气病应针刺两乳间的膻中穴，并配以太渊穴，有理气通络之功，若效果不显著，则再配合列缺穴，这种配穴以及针泻手法，对于偏正头痛等气病，无不奏效。

耳聋气痞听会针，迎香穴泻功如神。

谁知天突治喉风，虚喘须寻三里中。

因肝气郁滞，邪热互结，三焦不利致气机不畅，经络闭阻而导致之耳聋，应取听会穴以泻上焦与肝胆经之郁热，取迎香穴以泻中、下焦阳明之邪热，使邪去热清，则耳聋自愈。喉风病应以天突为主穴进行治疗。虚不纳气，呼吸短促则喘甚的病证，可取足三里治疗。

手连肩脊痛难忍，合谷针时要太冲。

曲池两手不如意，合谷下针宜仔细。

因风寒湿邪侵犯阳明经筋，导致手臂连肩背疼痛难忍，应取合谷、太冲二穴相配，功效显著。两手活动不利，则取曲池、合谷相配治疗，可舒筋活血止痛。

心痛手颤少海间，若要除根觅阴市。

少海穴具有通心气、宁神志之功，故对心痛、手颤有较好的疗效。如果要真正祛除病根，还应配阴市穴。

但患伤寒两耳聋，金门听会疾如风。

如果感受风寒之邪导致耳聋，应取金门、听会穴，针到病除。

五般肘痛寻尺泽，太渊针后却收功。

由风、寒、湿、火、痰等邪侵犯所致的肘部疼痛，应取尺泽配太渊穴针刺，可收功效。

手足上下针三里，食癖气块凭此取。

食癖气块的病，可取手三里、足三里以消食化积。

鸠尾能治五般痫，若下涌泉人不死。

各种痫证均可取用鸠尾穴治疗，如果再加上涌泉穴，将死的人也能救治转康。

胃中有疾刺璇玑，三里功多人不知。

阴陵泉治心胸满，针到承山饮食思。

胃有积滞可刺璇玑，足三里对于消化系统疾病更是一个重要穴位，只是人们不知道罢了。心胸痞满、不思饮食，可取阴陵泉、承山穴，以泻湿除满，消食化积。

大杼若连长强寻，小肠气痛即行针。

疝气疼痛，应取大杼、长强为主治疗。

委中专治腰间痛，脚膝肿时寻至阴。

气滞腰痛不能立，横骨大都宜救急。

委中穴专治腰痛，是个特效穴；踝关节、膝关节周围肿痛可以取至阴穴；急性腰痛、闪挫伤，应取横骨、大都穴以化瘀止痛。

气海专能治五淋，更针三里随呼吸。

各种淋证，均可取气海穴进行治疗，可再配以足三里，施呼吸补泻针法。

期门穴主伤寒患，六日过经犹未汗，

但向乳根二肋间，又治妇人生产难。

伤寒不解传经，应当针肝之募穴期门使之不再传，该穴又可治疗难产。

耳内蝉鸣腰欲折，膝下明存三里穴，

若能补泻五会间，且莫向人容易说。

肾虚导致的耳鸣及腰痛得像折了似的，可取足三里穴，并根据病情，对地五会穴或补或泻，疗效更好。

睛明治眼未效时，合谷光明安可缺。

对于眼病，可取睛明穴，有局部治疗作用，如果效果不明显，则加刺合谷、光明穴，收效显著。

人中治癫功最高，十三鬼穴不须饶。

人中穴治疗癫痫病是首选的要穴，十三鬼穴在治疗癫疾方面有重要作用，临床应用时更不能缺少。

水肿水分兼气海，皮内随针气自消。

腹胀水肿，取水分及气海穴，浅刺至皮下，可收针到病除之效。

冷嗽先宜补合谷，却须针泻三阴交。

因形体受寒，饮食冷物，致肺胃俱寒，痰气不宣而作嗽，痰多清稀白而有黏沫，应补合谷、泻三阴交以散寒止嗽。

牙齿肿痛并喉痹，二间阳溪疾怎逃。

牙龈肿痛、咽喉疼痛说不出话，应取二间、阳溪穴以清热止痛消肿。

更有三间肾俞妙，善除肩背消风劳。

若针肩井须三里，不刺之时气未调。

三间和肾俞相配，可以治疗风寒客于肩背部经络而致的风劳病，而且如果施行局部疗法，取用了肩井穴，则必须配以足三里，才能使气机调畅，病得以除。

最是阳陵泉一穴，膝间疼痛用针烧。

委中腰痛脚挛急，取得其经血自调。

脚痛膝肿针三里，悬钟二陵三阴交。

更向太冲须引气，指头麻木自轻飘。

膝关节疼痛，应取阳陵泉，并施以温针灸。委中穴是主治腰痛、脚筋挛急的要穴，能使气血调畅，筋脉得以濡养而病自除。膝关节、踝关节肿胀疼痛应针刺足三里、悬钟、阴陵泉、阳陵泉及三阴交，并配合太冲穴理气舒筋，即使出现脚趾麻木的病也能很快恢复自如。

转筋目眩针鱼腹，承山昆仑立便消。

肚疼须是公孙妙，内关相应必然瘳。

霍乱吐泻转筋，头晕目眩，应针刺鱼腹、承山、昆仑三穴，立刻就能止住转筋之症；对于腹内绞痛的症状，取公孙、内关二穴相配，相得益彰，疾病必然痊愈。

冷风冷痹疾难愈，环跳腰俞针与烧。

冷风、寒痹等导致的肢节麻木不仁、冷痛酸楚之症，应取环跳、腰俞二穴，施以针刺，并加艾灸，可温经散寒通络，使邪去病除。

风池风府寻得到，伤寒百病一时消。

阳明二日寻风府，呕吐还须上脘疗。

风府、风池二穴相配，能治广义伤寒的各种病症。如果伤寒已得了两天病情仍未好转，病邪已传入阳明经，则必须取风府穴治疗，如果兼见呕吐症状，还应取上脘穴。

妇人心痛心俞穴，男子痃癖三里高。

妇女心胸部疼痛不适，应取心俞穴治疗（临床上不仅限于妇女，男性心痛亦可用心俞）；男子痃癖等肚腹病，可取用足三里（亦可用于女性）。

小便不禁关元好，大便闭涩大敦烧。

肾虚小便频数，甚至失禁者，可取关元穴以温肾固涩；大便秘结，排便困难者，应艾灸大敦穴。

髋骨腿疼三里泻，复溜气滞便离腰。

从来风府最难针，却用工夫度浅深，

倘若膀胱气未散，更宜三里穴中寻。

髋部、腿部疼痛应针泻足三里以通调气血；气滞腰痛应针刺复溜穴而行气止痛，并且对于这类腰腿疼的病，风府穴效果很好，只是这个穴位针刺有一定难度和危险性，应该用心揣度，注意针刺的角度和深度。如果是膀胱经气血凝滞不通导致的腰腿疼，就更应该取用足三里穴了。

若是七疝小腹痛，照海阴交曲泉针。

又不应时求气海，关元同泻效如神。

小肠气撮痛连脐，速泻阴交莫在迟，

良久涌泉针取气，此中玄妙少人知。

如果得了疝气，小腹疼痛，应针刺照海、阴交、曲泉穴以理气止痛；若效果不明显，则再加上气海、关元，有神效。如果疼痛比较严重，牵掣到脐，则应立即针泻阴交穴，不可延迟，然后再针刺涌泉穴以取气，病可立止，其中的玄妙之处很少有人知道。

小儿脱肛患多时，先灸百会次鸠尾。

小孩脱肛，日久不愈，可先灸百会，再灸鸠尾，有升提作用。

久患伤寒肩背痛，但针中渚得其宜。

肩上痛连脐不休，手中三里便须求，

下针麻重即须泻，得气之时不用留。

患了伤寒病，长久不愈，而且出现了肩背疼痛的症状，正应针刺中渚穴，如果不仅肩痛，还有脐腹痛，则要取手三里，施以泻法，使病人有麻重感为得气，即可出针。

腰连膝肿急必大，便于三里攻其隘，

下针一泻三补之，气上攻噎只管在，

噎不在时气海灸，定泻一时立便瘥。

急性腰痛、膝关节肿大，应取足三里穴，施以补一泻三的手法，祛其瘀血，通其气滞。本穴还主治气逆上攻的噎证，待吞咽不适感消除后再灸气海穴，可收标本同治之功。

补自卯南转针高，泻从卯北莫辞劳，

遍针泻气便须吸，若补随呼气自调，

左右拈针寻子午，抽针行气自迢迢，

用针补泻分明说，更用搜穷本与标。

现在用一天的时辰来说明补泻手法：补法为从卯（东）向午（南）的方向，拇指向上，食指向下捻；从卯（东）向子（北）的方向，拇指向下，食指向上捻针为泻。吸气时将针推进，是呼吸补泻的泻法进针法；随着呼气进针，是呼吸补泻的补法进针法。左捻针为午为补；右捻针为子为泻。提插行气时应使针感传导到很远的地方。使用针灸疗法治病，要分清补泻以及疾病的标与本。

咽喉最急先百会，太冲照海及阴交。

急性发作的咽喉肿痛，甚至不能言语，应先取百会穴，再配以太冲、照海及阴交穴，可收滋阴降火、清热利咽之效。

学者潜心宜熟读，席弘治病最名高。

初学者应潜心熟读此歌诀，就能像席弘那样，也成为治病的高手。

10. 灵光赋

【出处】 本赋作者不详，录于明代徐凤《针灸大全》。本赋以"灵光"为名，意在喻本赋犹如珍贵的玉玺，灵光彻天。形容掌握了它，就能解除人的疾患。这是一篇针灸临床证治经验的歌诀，除在首尾两个部分论述了阴阳经脉和四时、五行、流注、补泻之外，其余均是选某穴治某病的内容。本篇共选40症，用穴43个，其中头面部疾患9症，四肢疾患10症，脏腑疾患11症，其他杂症10症，可供临床参考。

【歌赋】 黄帝岐伯针灸诀，依他经里分明说。

三阴三阳十二经，更有两经分八脉。

灵光典注极幽深，偏正头疼泻列缺。

睛明治眼胬肉①攀，耳聋气闭听会间。

两鼻齆②衄针禾髎，鼻塞不闻迎香间。

治气上壅足三里，天突宛中治喘痰。

心痛手颤针少海，少泽应除心下寒。

两足拘挛觅阴市，五般腰痛委中安。

髀枢不动泻丘墟，复溜治肿如神医。

犊鼻治疗风邪疼，住喘却痛昆仑愈。

后跟痛在仆参求，承山筋转并久痔。

足掌下去寻涌泉，此法千金莫妄传。

此穴多治妇人疾，男蛊③女孕两病痊。

百会鸠尾治痢疾，大小肠俞大小便。

气海血海疗五淋，中脘下脘治腹坚。

伤寒过经期门愈，气刺两乳求太渊。

大敦二穴主偏坠，水沟间使治邪癫。

吐血定喘补尺泽，地仓能止两流涎。

劳宫医得身劳倦，水肿水分灸即安。

五指不伸中渚取，颊车可针牙齿愈。

阴跷阳跷两踝边，脚气四穴先寻取。

阴阳陵泉亦主之，阴跷阳跷与三里；

诸穴一般治脚气，在腰玄机宜正取。

膏肓岂止治百病，灸得玄功病须愈。

针灸一穴数病除，学者尤宜加仔细。

悟得明师流注法，头目有病针四肢。

针有补泻明呼吸，穴应五行顺四时。

悟得人身中造化，此歌依旧是筌蹄④。

【注释】 ①胬肉：又称翼状胬肉，是发生在眼球结膜上的慢性增生组织，常从眼角部开始扩展，俗称胬肉攀睛。

②齆（wèng瓮）：鼻塞不通，发音不清。

③男蛊（gǔ古）：蛊，一是泛指由虫毒结聚、肝脾受损，脉络瘀塞所致的腹部

臌胀。男蛊即男子如蛊，指男子房劳病证。

④筌（quán全）蹄：筌，捕鱼的竹器。蹄，是捕兔器。筌蹄，比喻达到目的的
手段。

【白话解】

黄帝岐伯针灸诀，依他经里分明说。

三阴三阳十二经，更有两经分八脉。

黄帝岐伯针灸歌诀中的内容仔细说明有手足三阴、三阳十二条
经脉，另外有督脉、任脉分属奇经八脉。

灵光典注极幽深，偏正头疼泻列缺。

睛明治眼翳肉攀，耳聋气闭听会间。

两鼻齆衄针禾髎，鼻窒不闻迎香间。

治气上壅足三里，天突宛中治喘痰。

《灵光赋》中的道理是很精深的。偏正头疼要针泻列缺穴；眼
睛翳肉攀睛要取睛明穴；耳聋气闭取听会穴；鼻塞、鼻音重、鼻衄
针禾髎穴；鼻塞不通，不闻香臭，取迎香穴；治疗胃气上壅，取足
三里穴；治疗哮喘、咳痰，取天突穴。

心痛手颤针少海，少泽应除心下寒。

两足拘挛觅阴市，五般腰痛委中安。

髀枢不动泻丘墟，复溜治肿如神医。

犊鼻治疗风邪疼，住喘脚痛昆仑愈。

心痛手颤针少海穴，心下寒取少泽穴，两足拘挛取阴市穴，各
种腰痛取委中穴，髀枢转动不利泻丘墟穴，复溜治疗腿肿，犊鼻治
疗感受风邪所致的腿膝疼痛，喘、脚痛取昆仑穴。

后跟痛在仆参求，承山筋转并久痔。

足掌下去寻涌泉，此法千金莫妄传。

此穴多治妇人疾，男蛊女孕两病瘥。

百会鸠尾治痢疾，大小肠俞大小便。

足后跟痛取仆参穴，腿肚转筋和痔疮取承山穴，足掌下面取涌
泉穴可治妇人病及男子房劳和女子孕育方面的病证，百会、鸠尾治
疗痢疾，而大小肠俞治疗大小便方面的疾病。

气海血海疗五淋，中脘下脘治腹坚。

伤寒过经期门愈，气刺两乳求太渊，

大敦二穴主偏坠，水沟间使治邪癫。

吐血定喘补尺泽，地仓能止两流涎。

气海、血海治疗五淋，即血淋、石淋、气淋、膏淋、劳淋；中
脘、下脘治疗大腹硬满；伤寒七天为过经，治疗取期门；感气窜刺
两乳取太渊穴；各种疝气可取大敦；癫痫发作取水沟和间使；吐血
定喘取尺泽，针用补法；两口角流涎取地仓穴可止。

劳宫医得身劳倦，水肿水分灸即安。

五指不伸中渚取，颊车可针牙齿愈。

阴跷阳跷两踝边，脚气四穴先寻取。

劳宫穴可治疗身体劳倦，水肿病可灸水分穴，五指不能屈伸可
取中渚穴，牙齿痛可针颊车穴。脚气病取照海、申脉四穴，这四穴
分属阴阳跷脉。

阴阳陵泉亦主之，阴跷阳跷与三里；

诸穴一般治脚气，在腰玄机宜正取。

阴陵泉、阳陵泉、照海、申脉、足三里都可治疗脚气病，腰部
的疾病也可取这几个穴，其中有一定的奥妙机理。

膏肓岂止治百病，灸得玄功病须愈。

针灸一穴数病除，学者尤宜加仔细。

悟得明师流注法，头目有病针四肢。

可用灸膏肓穴的方法治疗多种疾病，灸到功夫病即愈。针刺一
个穴可治疗各种疾病，学习的人需仔细研究，深刻领悟师传的子午
流注取穴的方法，头目有病可针四肢的穴位。

针有补泻明呼吸，穴应五行顺四时。

悟得人身中造化，此歌依旧是筌蹄。

针刺补泻方法必须与呼吸相应，穴位的选择须根据五行，并顺
应四时气候的变化。能够深刻领会人身气机变化的各种异常情况，
以本歌赋为指导，根据它讲的道理去治疗，可使人健康长寿。

11. 肘后歌

【出处】 本歌选自《针灸聚英》，是明代嘉靖年间著名针灸家高武多年

临证经验的总结，为了便于学者诵读而编纂成歌。以"肘后"二字作为篇名，盖以取用方便、回手即得之意，就像手册一样，人人应该随身常备而切合实用。

本歌共102句，选用33个腧穴（除去重复穴），论治35种病症。本歌特点：一是着重指出循经取穴、深刺、浅刺、近刺、异位刺等方法。二是针药相配治某些疾病。三是强调了五输、八会、募穴等特定穴的作用。同时，反复说明穴位的灵活运用，以及在治本或治标作用上的重要意义。

【歌诀】 头面之疾针至阴，腿脚有疾风府寻。
心胸有病少府泻，脐腹有病曲泉针。
肩背诸疾中渚下，腰膝强痛交信凭。
胁肋腿痛后溪妙，股膝肿起泻太冲。
阴核①发来如升大，百会妙穴真可骇。
顶心头痛眼不开，涌泉下针定安泰。
鹤膝肿劳②难移步，尺泽能舒筋骨疼。
更有一穴曲池妙，根寻源流可调停；
其患若要便安愈，加以风府可用针。
更有手臂拘挛急，尺泽刺深去不仁。
腰背若患挛急风，曲池一寸五分攻。
五痔③原因热血作，承山须下病无踪。
哮喘发来寝不得，丰隆刺入三分深。
狂言盗汗如见鬼，惺惺间使便下针。
骨寒髓冷火来烧，灵道妙穴分明记。
疟疾寒热真可畏，须知虚实可用意；
间使宜透支沟中，大椎七壮合圣治；
连日频频发不休，金门刺深七分是。
疟疾三日得一发，先寒后热无他语，
寒多热少取复溜，热多寒少用间使。
或患伤寒热未收，牙关风壅药难投，
项强反张目直视，金针用意列缺求。
伤寒四肢厥逆冷，脉气无时仔细寻，
神奇妙穴真有之，复溜半寸顺骨行。

四肢回还脉气浮，须晓阴阳倒换求，
寒则须补绝骨是，热则绝骨泻无忧；
脉若浮洪当泻解，沉细之时补便瘳。
百合④伤寒最难医，妙法神针用意推，
口噤眼合药不下，合谷一针效甚奇。
狐惑⑤伤寒满口疮，须下黄连犀角汤，
虫在脏腑食肌肉，须要神针刺地仓。
伤寒腹痛虫寻食，吐蛔乌梅可难攻，
十日九日必定死，中脘回还胃气通。
伤寒痞气结胸中，两目昏黄汗不通，
涌泉妙穴三分许，速使周身汗自通。
伤寒痞结胁积痛，宜用期门见深功，
当汗不汗合谷泻，自汗发黄复溜凭。
飞虎⑥一穴通痞气，祛风引气使安宁。
刚柔二痉⑦最乖张，口噤眼合面红妆，
热血流入心肺腑，须要金针刺少商。
中满如何去得根，阴包如刺效如神，
不论老幼依法用，须教患者便抬身。
打扑伤损破伤风，先于痛处下针攻，
后向承山立作效，甄权留下意无穷。
腰腿疼痛十年春，应针不了便惺惺，
大都引气探根本，服药寻方枉费金。
脚膝经年痛不休，内外踝边用意求，
穴号昆仑并吕细⑧，应时消散及时瘳。
风痹⑨痿厥⑩如何治？大杼曲泉真是妙，
两足两胁满难伸，飞虎神针七分到，
腰软⑪如何去得根，神妙委中立见效。

【注释】　①阴核：是指发生在颈项部的瘰气颈瘤之类，初起如樱核，继则颈项部肿大而柔软，成为如瘤状下垂的现象。
　　②鹤膝肿劳：膝肿而小腿枯细，状如鹤膝的一种病，久则成损，损极不复而成虚劳。

③五痔：痔疾的名称很多，一般是多种肛门部疾患的总称，指牡痔、牝痔、肠痔、脉痔和血痔五种痔疾。

④百合：病名。《金匮要略·百合狐惑阴阳毒病证治》："百合病者，百脉一宗，悉致其病也，意欲食复不能食，常默默，欲卧不能卧，欲行不能行。"认为这是属于全身百脉的病变，与一般局部疾患不同，故以百合病定名。这种病没有定处和定形，不但神志恍惚，似病非病，且又是诸药不进，服药后即出现剧烈的吐和利。此病既难辨认，又不易治疗。

⑤狐惑：病名。始见于《金匮要略》，因本病的症状变幻不定，状如伤寒，又不是真正的伤寒，面色也有赤、黑、白等不固定的变化，使人的神志惑乱而狐疑，所以称为狐惑。从本条所述的口疮症状和所用的方药来说，就是指一种虫病而言，明代李梴《医学入门》说："狐惑，亦虫病也。"

⑥飞虎：即手少阳三焦经的支沟穴。

⑦刚柔二痉：即刚痉、柔痉。指以四肢筋脉牵引拘急，项强背反张，口噤不开为特征的病变。发热恶寒，无汗者为刚痉；发热汗出，不恶寒者为柔痉。

⑧吕细：足少阴肾经太溪穴的别名。

⑨风痹：是概括行痹、周痹、筋痹之类，以身体沉重、痛无定处为特征的痹病。

⑩痿厥：即四肢寒冷、痿软无力的疾患。

⑪腰软：是痿病的证候之一，也就是血瘀为痿的一类病变。例如产后恶露留于腰胯，或跌打损伤，积血不消，阻碍血液循行，往往会形成四肢痿软或腰软无力的现象。

【白话解】

头面之疾针至阴，腿脚有疾风府寻。

头面部的疾病，如风寒头痛、头重目痛、鼻塞鼻衄等，应针刺至阴穴以疏风散寒、止痛祛邪，往往能获得一定疗效。腿脚方面的疾患，特别是与风邪有关的，如中风后遗症的半身不遂、下肢瘫痪等症，取用风府穴最为适宜。这是上病下取的远道针法的范例。

心胸有病少府泻，脐腹有病曲泉针。

心胸部的各种疾患，包括心悸惊惕、心痛、神昏等，针泻少府穴可以清心降火，宁志安神。脐下少腹部的病，如少腹胀痛、阴挺、阴痒、阴茎痛、小便难、遗精等，均可针刺曲泉穴治疗。

肩背诸疾中渚下，腰膝强痛交信凭，

胁肋腿痛后溪妙，股膝肿起泻太冲。

风寒湿痰等导致经脉闭阻，血凝气滞，肩背部疼痛、不适等，应取中渚穴治疗。腰部连及腿膝发生疼痛，难以转侧，取用交信穴可复元通气，祛寒解痛。胁肋部的疼痛，以及腿疼，应针刺后溪穴。如有血行失常，气凝湿阻，在股膝腿足等部发生肿胀疼痛，甚至屈伸不自如、难以步行的症状，在标本兼治的疗法中，都适宜取用太冲作为主穴之一，借以消肿止痛，恢复行走。

阴核发来如升大，百会妙穴真可骇。

颈项下的瘿瘤肿块，阴核发作，有的甚至有一升大，可取百会，兼通各经，清火化痰，疏风平肝，疗效卓越，令人惊奇。

顶心头痛眼不开，涌泉下针定安泰。

头顶痛，严重的连眼睛都睁不开，应针刺涌泉，能祛除病因，制止疼痛。

鹤膝肿劳难移步，尺泽能舒筋骨疼，

更有一穴曲池妙，根寻源流可调停；

其患若要便安愈，加以风府可用针。

鹤膝肿劳，行动困难，筋骨疼痛，应取尺泽以使气机的出入升降正常，舒筋活络，取曲池以宣导气血，若兼有外感风寒证候时，加刺风府穴，更可标本兼治，病能痊愈了。

更有手臂拘挛急，尺泽刺深去不仁。

上肢部的筋脉拘挛，不能自由伸屈，在局部疗法中，宜取尺泽作为主穴，有舒筋活络、恢复运动的显著功效。

腰背若患挛急风，曲池一寸五分攻。

外感风寒，使腰背部筋脉挛急，发生疼痛的症状，可取曲池穴以疏散周身风邪。

五痔原因热血作，承山须下病无踪。

痔疮大多与湿热、阴虚火炽、血虚生热有关，取承山穴有针到病除之效。

哮喘发来寝不得，丰隆刺入三分深。

哮喘发作，剧烈时往往不能平卧，在远道针法中，取用丰隆，就是以涤痰化浊为目的的一种有效疗法。

狂言盗汗如见鬼，惺惺间使便下针。

神志失常，狂躁刚暴，如见鬼神，毫无疑问应针泻间使，以清心泻火，宁志安神。

骨寒髓冷火来烧，灵道妙穴分明记。

热在皮肤，寒在骨髓的里真寒外假热的病变，取心经的经穴灵道可安神、平喘、调气、降逆，使病痊愈。

疟疾寒热真可畏，须知虚实可用意；

间使宜透支沟中，大椎七壮合圣治；

连日频频发不休，金门刺深七分是。

得了疟疾急冷急热，发作起来很吓人，治疗时要辨清虚实，取间使透支沟穴，并灸大椎穴以宣阳和阴，泄阳火之有余。对于一日一发的疟疾，取足太阳经的金门穴可疏通气血，宣通诸阳以祛邪。

疟疾三日得一发，先寒后热无他语，

寒多热少取复溜，热多寒少用间使。

三天发作一次的疟疾，是邪已随经络深入于内造成的，大多是先发振寒，继以高热。如果是寒多热少，则取复溜使营卫调和，散寒除疟；如果是发热重于恶寒，热多寒少的一类疟疾，则选间使穴以由里达表，通调经气。

或患伤寒热未收，牙关风壅药难投，

项强反张目直视，金针用意列缺求。

伤风发热，重复感寒，或感受风湿之邪导致牙关紧闭、头项强直、角弓反张等现象，应取用列缺穴，可清热养阴。

伤寒四肢厥逆冷，脉气无时仔细寻，

神奇妙穴真有之，复溜半寸顺骨行。

伤寒少阴病，四肢厥逆，脉象沉伏微细，取复溜穴顺着骨骼深刺达五分之多，可散除寒邪，使气血通畅。

四肢回还脉气浮，须晓阴阳倒换求，

寒则须补绝骨是，热则绝骨泻无忧；

脉若浮洪当泻解，沉细之时补便瘳。

伤寒在三阴经所致的证候，经过适当的治疗，邪气衰退，阳气渐复，就会回还到肢暖脉浮，里证转表，使三阴经病转变成为三阳经病，这样由阴证转变为阳证的情况，与伤寒热病过程中的由表入里，自阳至阴依次转化的规律恰恰相反。如果有寒象，脉沉细，当在绝骨穴施行补法；见有热象，脉浮洪，则当偏重于针泻为主。

百合伤寒最难医，妙法神针用意推，

口噤眼合药不下，合谷一针效甚奇。

百合病最难医治，出现神思恍惚、牙关紧闭的现象，取合谷能收标本兼治的效果。

狐惑伤寒满口疮，须下黄连犀角汤，

虫在脏腑食肌肉，须要神针刺地仓。

狐惑病满口生疮，寄生在肠中的各种虫类夺取人的营养，在药物疗法中，采用黄连犀角汤为主，在针灸疗法中，取地仓穴，虽是偏重在主治口疮，却也有标本兼治的重要作用。

伤寒腹痛虫寻食，吐蛔乌梅可难攻，

十日九日必定死，中脘回还胃气通。

寒邪直中三阴，出现腹部冷痛，蛔虫在腹内扰动，是重症，与治疗蛔厥证不同，不可能仅用乌梅丸杀虫即能奏效，应取中脘穴灸治，借以温中暖腹，既可制止腹痛与呕吐，更可散除寒邪，通调胃气，而发挥回阳固脱的疗效。

伤寒痞气结胸中，两目昏黄汗不通，

涌泉妙穴三分许，速使周身汗自通。

伤寒病自觉胸脘痞塞满闷，郁结不舒，内热而致两目昏黄，无汗，取涌泉穴针刺三分左右以微汗解表散结。

伤寒痞结胁积痛，宜用期门见深功，

当汗不汗合谷泻，自汗发黄复溜凭。

飞虎一穴通痞气，祛风引气使安宁。

邪气入里，发生胸中痞闷不舒，以及胁下积聚而痛的病变，宜取期门穴疏肝行气，清热散瘀，宽胸通结。太阳病不得透达，无汗，表邪犹在的证候，取用合谷穴即能应手而获得开表发汗的疗效。头上和额上微汗，湿遏热伏而发黄，应用复溜穴清热利湿祛黄。支沟穴有理气开郁的卓效，对各种气行失常而引起的痞证，皆可适用。

刚柔二痉最乖张，口噤眼合面红妆，

热血流入心肺腑，须要金针刺少商。

刚痉和柔痉，都会表现出背脊反张、头摇项强、四肢拘急、身热足寒、口噤不开、面红目赤等症状，这是由于上焦心肺二脏壅热，使津血枯燥，不能营养筋脉所致。取用少商穴可清泄诸热。

中满如何去得根，阴包如刺效如神，

不论老幼依法用，须教患者便抬身。

中焦胃腹部胀满不舒，可取阴包穴针刺，有神效。本病除中满外，兼有少腹肿痛、腰痛拘急等症，但针阴包穴根治后，诸症亦可望先后痊愈，也就能够屈伸自如，坐卧起立都可恢复常态了。

打扑伤损破伤风，先于痛处下针攻，

后向承山立作效，甄权留下意无穷。

外受创伤，因跌仆、金刃、误戳竹木刺等使皮肉破损，导致破伤风，应及早治疗，先在患部周围施行针灸，再取承山穴缓解症状，立刻就能见效，这种治法是唐代名医甄权曾经用过的。

腰腿疼痛十年春，应针不了便惺惺，

大都引气探根本，服药寻方枉费金。

患了慢性的腰腿疼痛，病程较长，曾在通常所用的许多穴位上施行针治，都不能获得满意的效果。因此，便悟出了一种治本的方法，即针灸足太阴脾经的大都穴，旺盛血气，从补虚的根本上着手，病情就能日见好转。如果服药寻方，浪费了很多精力和财力，却也劳而无功。

脚膝经年痛不休，内外踝边用意求，

穴号昆仑并吕细，应时消散及时瘳。

久病不愈的脚膝疼痛，应该分别取用内外踝边的昆仑及太溪穴，两相呼应，疾病可很快痊愈。

风痹痿厥如何治？大杼曲泉真是妙，

两足两胁满难伸，飞虎神针七分到，

腰软如何去得根，神妙委中立见效。

风痹、痿厥之类的病，应该取大杼、曲泉舒筋壮骨止痛。两胁满痛，两足运动困难的现象，取用支沟穴深刺七分，能获得满意疗效。腰软病取委中穴，借以活血通脉，从根本上祛除其病因，当然能立刻见效了。

12. 标幽赋

【出处】　本赋作者窦汉卿是金元时期针灸名家。《普济方》、《针灸大全》、《杨敬斋针灸全书》、《针灸聚英》、《类经图翼》及《针灸大成》均收录本赋。本赋学术和艺术价值均高，是针坛文献的奇葩。

【歌赋】

拯救之法，妙用者针。察岁时于天道，定形气于予心。春夏瘦而刺浅，秋冬肥而刺深。不穷经络阴阳，多逢刺禁；既论脏腑虚实，须向经寻。

原夫起自中焦，水初下漏。太阴为始，至厥阴而方终；穴出云门，抵期门而最后。正经十二，别络走三百余支；正侧仰伏，气血有六百余候。手足三阳，手走头而头走足；手足三阴，足走腹而胸走手。要识迎随，须明逆顺。

况夫阴阳气血，多少为最。厥阴、太阳少气多血。太阴、少阴少血多气。而又气多血少者，少阳之分；气盛血多者，阳明之位。先详多少之宜，次察应至之气，轻滑慢而未来，沉涩紧而已至。既至也，量寒热而留疾；未至也，据虚实而候气。气之至也，如鱼吞钩饵之浮沉；气未至也，如闲处幽堂之深邃。气速至而速效，气迟至而不治。观夫九针①之法，毫针最微，七星上应，众穴主持。本形金也，有蠲邪扶正之道；短长水也，有决凝开滞之机。定刺象木，或斜或正；口藏比火，进阳补羸。循机扪塞以象土，实应五行而可知。然是三寸六分，包含妙理；虽细桢于毫发，同贯多歧。可平五脏之寒热，能调六腑之虚实。拘挛闭塞，遣八邪而去矣；寒热痹痛，开四关而已之。凡刺者，使本神朝而后入；既刺也，使本神定而气随。神不朝而勿刺，神已定而可施。定脚处，取气血为主意；下手处，认水木是根基。天地人三才也，涌泉同璇玑、百会；上中下三部也，大包与天枢、地机。阳跷、阳维并督带，主肩背腰腿在表之病；阴跷、阴维、任、冲脉，去心腹胁肋在里之凝。二陵、二跷、二交，似续而交五大；两间、两商、两井，相依而别两支。足见取穴之法，必有分寸，先审自意，次观肉分。伸屈而得之，或平直而安定。在阳部筋骨之侧，陷下为真。在阴分郄腘之间，动脉相应。取五穴用一穴而必端，取三经用一经而可正。头部与肩部详分，督脉与任脉易定。明标与本，论刺深刺浅之经。住痛移疼，取相交相贯之经，岂不闻脏腑病，而求门海俞募之微，经络滞而求原别交会之道，更穷四根三结，依标本而刺无不痊，但用八法五门，分主客而针无不效。八脉始终连八会，本是纪纲；十二经络十二原，是为枢要。一日取六十六穴之法，方见幽微；一时取一十二经之原，始知要妙。原夫补泻之法，非呼吸而在手指；速效之功，要交正而识本经。交经缪刺，左有病而右畔取；泻络远针，头有疾而脚上针。巨刺与缪刺各异，微针与妙刺相通。观部分而知经络之虚实，视浮沉而辨脏腑之寒温。且夫先令针耀而虑针损；次藏口内而欲针温。目无外视，手如握虎；心无内慕，如待贵人。左手重而多按，欲令气散；右手轻而徐入，不痛之因。空心恐怯，直立侧而多晕；背目深掐，坐卧平而没昏。推于十干十变，知孔穴之开阖；论其五行五脏，察日时之旺衰。伏如横弩，应若发机。阴交阳别而定血晕，阴跷阳维而下胎衣。痹厥偏枯，迎随俾经络接续；漏崩带下，温补使气血依归。静以久留，停针待之。必准者，取照海治喉中之闭塞；端的处，用大钟治心内之呆痴。大抵疼痛实泻，麻痒虚补。体重节痛而俞居，心下痞满而井主。心胀咽痛，针太冲而必除。脾冷胃痛，泻公孙而立愈。胸满腹胀刺内关，胁疼肋痛针飞虎。筋挛骨痛而补魂门，体热劳嗽而泻魄户。头风头痛，刺申脉与金门；眼痒眼疼，泻光明与地五。泻阴郄止盗汗，治小儿骨蒸；刺偏历利小便，医大人水蛊。中风环跳而宜刺，虚损天枢而可取。由是午前卯后，太阴生而疾温；离左酉南，月朔死而速冷。循扪弹弩，留吸母而坚长；爪下伸提，疾呼子而嘘短。动退空歇，迎夺右而泻凉；推内进搓，随济左而补暖。慎之！大凡危疾，色脉不顺而莫针；寒热风阴，饥饱醉劳而切忌。望不补而晦不泻，弦不夺而朔不济。精其心而穷其法，无灸艾而坏其皮；正其理而求其原，免投针而失其位。避灸处而加四肢，四十有九；禁刺处而除六俞，二十有二。抑又闻高皇抱疾未瘥，李氏刺巨阙而后苏；太子暴死为厥，越人针维会而复醒。肩井、曲池，甄权刺臂痛而复射；悬钟、环跳，华佗刺躄足而立行。秋夫针腰俞而鬼免沉疴，王纂针交俞而妖精立出。取肝俞与命门，使瞽士视秋毫之末；刺少阳与交别，俾聋夫听夏蚋之声。嗟夫！去圣逾远，此道渐坠，或不得意而散其学，或愆其能而犯禁忌，愚庸智浅，难契于玄言，至道渊深，得之者有几？偶述斯言，不敢示诸明达者焉，庶几乎童蒙之心启。

【注释】 ①九针：见于《灵枢经》，即镵针、员针、锟针、锋针、铍针、员利针、毫针、长针和大针。

【白话解】

拯救之法，妙用者针。察岁时于天道，定形气于予心。春夏瘦而刺浅，秋冬肥而刺深。不穷经络阴阳，多逢刺禁；既论脏腑虚实，须向经寻。

救治疾病的方法，针刺有绝妙的效果。医者要明察天时、自然界的变化，确定病人的形体和气质分类。在春夏季节和对瘦人应浅刺，在秋冬季节和对肥胖的人应深刺。如果不研究经络阴阳的变化，就会发生违反针刺禁忌的不当治疗。医者如要探究患者脏腑的虚实，就必须诊察研究经络学说。

原夫起自中焦，水初下漏。太阴为始，至厥阴而方终；穴出云门，抵期门而最后。正经十二，别络走三百余支；正侧仰伏，气血有六百余候。手足三阳，手走头而头走足；手足三阴，足走腹而胸走手。要识迎随，须明逆顺。

经脉运行起始于中焦，气血按时辰流注各经，从手太阴肺经开始至足厥阴肝经一周终而复始；在外部从中府穴开始，止于期门穴。全身有十二正经，三百余络脉。经络在身体的正面、侧面和上下部分布，气血有六百余种穴位变化征象。手足三阳经的手三阳经从手走头，足三阳经从头走足。手足三阴经的足三阴经从足走腹，手三阴经从胸走手。要掌握迎随补泻，必须明白经脉流注的顺序和方向。

况夫阴阳气血，多少为最。厥阴、太阳少气多血。太阴、少阴少血多气。而又气多血少者，少阳之分；气盛血多者，阳明之位。

况且了解阴阳经脉气血的多少最为重要。手足厥阴经、手足太阳经少气多血；手足太阴经、手足少阴经少血多气；手足少阳经多气少血；手足阳明经多气多血。

先详多少之宜，次察应至之气，轻滑慢而未来，沉涩紧而已至。既至也，量寒热而留疾。未至也，据虚实而候气。气之至也，如鱼吞钩饵之浮沉；气未至也，如闲处幽堂之深邃。气速至而速效，气迟至而不治。

先了解各经脉气血多少，其次应详察针感的变化，针下轻浮、滑虚、慢迟是气未至，针下觉沉涩紧是气已至。气至有针感后，则考虑寒证留针，热证疾速出针。气未至，应根据虚实而候气。气至，医者手下有如鱼吞钩饵的沉而浮动感；气未至，则手下如闲处幽堂深处没有感觉。气速至则速效，气迟迟不至则没有针效。

观夫九针之法，毫针最微，七星上应，众穴主持。本形金也，有蠲邪扶正之道；短长水也，有决凝开滞之机。定刺象木，或斜或正；口藏比火，进阳补羸。循机扪塞以象土，实应五行而可知。

运用九针治病的方法，毫针最为微妙，它与天上北斗七星相应，在人体有众多穴位相助变化。毫针本身属金，有祛邪扶正的作用；针的长短变化如水，有疏通瘀滞凝结的作用。进针后针有斜正不同，如树木枝干；口中温针法如火，有助阳补虚的作用。抚循经脉，针毕按塞针孔如土之功。可知应用毫针合于五行。

然是三寸六分，包含妙理；虽细桢于毫发，同贯多歧。可平五脏之寒热，能调六腑之虚实。拘挛闭塞，遣八邪而去矣；寒热痹痛，开四关而已之。

虽然毫针只有三寸六分，细如毫发，但能贯通气血之通路，巧运神机，其理极奥妙。能调治五脏的寒热，补泻六腑的虚实。筋脉拘挛气血不通者，可以祛邪气通之；寒热痹痛者，可以通过开（合谷、太冲）四关而治之。

凡刺者，使本神朝而后入；既刺也，使本神定而气随。神不朝而勿刺，神已定而可施。

凡用针刺治疗，应使患者精神集中而后刺入；既刺入，应使患者精神安定，而后施针行气。精神不集中者，不应针刺，神气定而后可以针刺和行针施术。

定脚处，取气血为主意；下手处，认水木是根基。

针刺以调气血为要，下手施术补母泻子是基本方法。

天地人三才也，涌泉同璇玑、百会；上中下三部也，大包与天枢、地机。

百会、涌泉和璇玑穴如天地人三才，大包、天枢与地机是上、中、下三部取穴。

阳跷、阳维并督带，主肩背腰腿在表之病；阴跷、阴维、任、冲脉，去心腹胁肋在里之凝。

阳跷脉、阳维脉及督脉、带脉属阳，主治肩背腰腿在表的病症。阴跷脉、阴维脉、任脉、冲脉属阴，主治心、腹、胁、肋在里的病症。

二陵、二跷、二交，似续而交五大；两间、两商、两井，相依而别两支。

阳陵泉、阴陵泉、申脉（阳跷）、照海（阴跷）、三阴交、阳交六穴经气递相交接于两手两足并头部。二间、三间、少商、商阳、天井、肩井六穴相依分布在两上肢。

足见取穴之法，必有分寸，先审自意，次观肉分。或伸屈而得之，或平直而安定。

取穴的方法，必须明了同身寸，根据筋骨肌肉肥瘦长短度量取穴。取穴时根据部位或伸屈肢体或平卧或直立自然安定状态取之。

在阳部筋骨之侧，陷下为真。在阴分郄腘之间，动脉相应。取五穴用一穴而必端，取三经用一经而可正。

在阳部筋骨侧旁取穴，必取夹骨侧指陷中为正确；在阴侧筋骨间隙、腘窝部取穴，必有动脉应指而为正确。取穴时以周围五穴相参照而采用一个穴位，则必然端准。取一经经穴，必须用其他二经作比较就可以准确。

头部与肩部详分，督脉与任脉易定。

头部与肩部的穴位繁多，应详细分取；督脉、任脉直行背腹，按分寸和椎体间隙，容易确定。

明标与本，论刺深刺浅之经。

要明确经脉的标和本，研究刺深与刺浅。

住痛移疼，取相交相贯之经，岂不闻脏腑病，而求门海俞募之微，经络滞而求原别交会之道，更穷四根三结，依标本而刺无不痊，但用八法五门，分主客而针无不效。

治疗疼痛宜取经脉交会穴，诊察和治疗脏腑的疾病，要仔细扪求期门、章门、京门、气海、血海和十二背俞穴、十二募穴的微细变化。经络气血阻滞应针灸原穴、络穴以及交会穴。更进一步掌握了经脉的根结和标本上下关系的理论，按此针刺则治疗疾病的范围就非常广泛灵活。采用迎随、呼吸、提插、捻转、开阖、疾徐八种针法，在井、荥、输、经、合五门的特定穴上，以正气为主，以邪气为客，辨明邪正，补虚泻实则针效必然良好。

八脉始终连八会，本是纪纲；十二经络十二原，是为枢要。

奇经八脉通八脉交会穴，是人身经脉的纲要；十二经脉连十二原穴，则是气血的枢纽。

一日刺六十六穴之法，方见幽微；一时取一十二经之原，始知要妙。

气血行十二正经，一日中一时辰气旺一经，当此之时按子午流注选取全身六十六个井、荥、输、原、经、合穴中的穴位针刺之法，才显示出针灸的奥妙。按时辰分取十二原穴，玄妙深奥。

原夫补泻之法，非呼吸而在手指；速效之功，要交正而识本经。

补泻的方法，不仅仅在调呼吸，而重要的是手指的捻转、提插、轻重、浅深的配合。要取速效，还须选用本经和与之相表里的经脉穴位。

交经缪刺，左有病而右畔取；泻络远针，头有疾而脚上针。

缪刺络穴法，即左侧有病而取右侧相应络穴；泻法可采用远部取穴，头上有病取足部穴位。上病下取。

巨刺与缪刺各异，微针与妙刺相通。

巨刺与缪刺都是左病刺右，右病刺左；巨刺深入于经，缪刺浅刺在络；两者不同，但用毫针祛邪的道理是相通的。

观部分而知经络之虚实，视浮沉而辨脏腑之寒温。

根据经络的分布证候，可知某经脉的虚实；诊察脉象的浮沉迟数，可分辨出某脏腑的寒证或热证。

且夫先令针耀而虑针损；次藏口内而欲针温。目无外视，手如握虎；心无内慕，如待贵人。

针刺之前要整理好针具，医者集中思想，精神贯注，如擒虎般沉着、果决，如待贵人一样庄重、审慎。

左手重而多按，欲令气散；右手轻而徐入，不痛之因。

然后押手（左手）应重按穴位，刺手（右手）轻而徐缓地刺入，这样可使气散而不痛。

空心恐怯，直立侧而多晕；背目深掐，坐卧平而没昏。

患者饥饿之时或恐惧严重，无论直立位或侧卧位针刺都易发生晕针。押手重掐穴位，不使患者看到进针情况，则坐卧位都不易发生晕针。

推于十干十变，知孔穴之开阖；论其五行五脏，察日时之旺衰。

根据十天干推论气血流注的变化，由五脏的五行分属判断脏腑疾病的取穴，按时开穴，失其时则为阖。

伏如横弩，应若发机。

针刺如发射弩箭，根据各种情况，适当时机处理，其疗效则如箭发应手而中。

阴交阳别而定血晕，阴跷阳维而下胎衣。

三阴交和任脉上的阴交穴，还有三焦经原穴阳池（阳别），可平定妇人血晕。照海、外关有催产下胎衣的功效。

痹厥偏枯，迎随俾经络接续；漏崩带下，温补使气血依归。

使用迎随补泻的方法，可使经络气血运行复常，治疗各种痹证和中风后的半身不遂。采用温针或灸可温补气血、固摄气血，而治疗崩漏证、带下证。

静以久留，停针待之。

治疗上面各病都要留针较长时间，以待正气恢复。

必准者，取照海治喉中之闭塞；端的处，用大钟治心内之呆痴。

取照海穴治疗喉中闭塞的症状，用大钟治疗心神失常痴呆。

大抵疼痛实泻，麻痒虚补。

一般疼痛证属实，宜用泻法；麻痒不仁多属虚，应用补法。

体重节痛而俞居，心下痞满而井主。

五输穴中的"输"穴主治体重节痛，"井"穴主治心下痞满症。

心胀咽痛，针太冲而必除。脾冷胃疼，泻公孙而立愈。

心胁部胀痛、咽痛可针肝经太冲穴治疗。脾阳虚而胃痛，针公孙穴则愈。

胸满腹胀刺内关，胁疼肋痛针飞虎。

胸腹胀满不适，针刺内关；胁肋部疼痛，针刺支沟穴（飞虎）。

筋挛骨痛而补魂门，体热劳嗽而泻魄户。

肝病而筋挛骨痛取魂门穴行补法，肺病而体热虚劳咳嗽针魄户用泻法。

头风头痛，刺申脉与金门；眼痒眼疼，泻光明与地五。

头风头痛可刺申脉穴和金门穴；眼睛痒或痛可泻光明穴和地五会穴。

泻阴郄止盗汗，治小儿骨蒸；刺偏历利小便，医大人水蛊。

针刺心经郄穴阴郄可以清内热而治疗盗汗和小儿骨蒸内热。刺偏历有利小便的作用而治疗腹水症。

中风环跳而宜刺，虚损天枢而可取。

中风半身不遂可取环跳穴针刺；虚损宜补脾胃之阳，故可取胃经的天枢穴治疗。

由是午前卯后，太阴生而疾温；离左酉南，月朔死而速冷。

按照时辰顺序午前卯后是辰时、巳时，此时犹上半月之月亮，人之气血由虚转实，应顺其势而用温补法。离左酉南是未时、申时，即午后，人之气血犹下半月之月亮，由实转虚。这是正常天人相应规律，因此应顺其势而用凉泻之法。

循扪弹弩，留吸母而坚长；爪下伸提，疾呼子而嘘短。

用针之后采用循法、扪针孔法、轻弹针法、留针法、呼吸补法、选母穴补法都可以补虚，而重提、疾去针、选子穴、呼吸泻法都可以泻实。

动退空歇，迎夺右而泻凉；推内进搓，随济左而补暖。

摇针动而速出针，不扪针孔，迎经脉流注顺序而刺，捻针向右皆泻法，可退热。重插进内，搓针法，随经脉流注顺序而刺，捻针向左都是补法，可以令寒转暖。

慎之！大凡危疾，色脉不顺而莫针；寒热风阴，饥饱醉劳而切忌。

要谨慎！凡危重病人，色脉症相逆者要谨慎处理，不可草率进针；大寒、大热、大风和阴晦的气候中，过饥、过饱、酒醉、过劳的患者都要注意禁忌，审慎用针。

望不补而晦不泻，弦不夺而朔不济。

每月十五日是月望，不宜用补法；初一日是月晦日，不宜采用泻法。上弦月是初七日、初八日，下弦月是廿二日、廿三日，都不宜用泻法。月朔是初一，不宜用补法。

精其心而穷其法，无灸艾而坏其皮；正其理而求其原，免投针而失其位。

精心地诊断，详尽地掌握各种灸法，不要无谓地灸坏皮肤损伤肌肉，甚至造成坏病。研究医理，寻求疾病的原因和部位，以免针刺的穴位不准确精当。

避灸处而加四肢，四十有九；禁刺处而除六俞，二十有二。

禁灸处记载有四十九穴；禁刺穴除肺俞、心俞、膈俞、肝俞、脾俞、肾俞外，还有二十二个穴位，应谨慎。

抑又闻高皇抱疾未瘥，李氏刺巨阙而后苏；太子暴死为厥，越人针维会而复醒。肩井、曲池，甄权刺臂痛而复射；悬钟、环跳，华佗刺躄足而立行。秋夫针腰俞而鬼免沉疴；王纂针交俞而妖精立出。取肝俞与命门，使瞽士视秋毫之末；刺少阳与交别，俾聋夫听夏蚋之声。

古时记载金朝高皇帝重病，李浩医师刺心之募穴巨阙后复苏。秦越人过虢国，太子患尸厥，针刺百会、中极使太子苏醒。甄权治鲁州刺史库狄嶔臂痛，刺肩井和曲池穴后立即能援弓射箭。华佗刺悬钟和环跳穴，使下肢瘫痪、跛足之人立时能行走。南宋的徐秋夫，夜闻鬼求治腰痛，便扎草人针腰俞穴，治好了痼疾。南北朝宋人王纂针刺治一女被狐所惑的精神病，下针妖精即逃，其女病愈。还有针刺肝俞和睛明穴使盲者复明，刺少阳经听会、阳池穴使聋人复聪的各种记载。

嗟夫！去圣逾远，此道渐坠，或不得意而散其学，或愆其能而犯禁忌，愚庸智浅，难契于玄言，至道渊深，得之者有几？偶述斯言，不敢示诸明达者焉，庶几乎童蒙之心启。

啊！距古时针灸医圣已经很久远了，针灸学逐渐走下坡路，有的人学习针灸未能得其精髓因而学术低下；有的人（华佗）持其高超的技术傲物性恶而犯禁被杀。愚笨的人平庸，智慧的人又偏于浅薄，难于理解和运用针灸玄妙的理论啊！针灸学理论极为深奥，真正得其真传的能有几个人？我上面的这些话对于初学针灸的人有些启蒙的作用吧，还请贤明高人指正。

13. 百症赋

【出处】　本赋选自《针灸聚英》，作者不详。因赋中论述多种病症的针灸辨证论治、配方取穴方法，故名之《百症赋》。该赋按头面五官、颈项、躯干、四肢，全身自上而下的顺序编写，共列举了96症的主治穴位，其中头面五官28症，咽喉颈项6症，妇科7症，儿科1症，诸风伤寒5症，其他43症。治疗上述各症，共用156个穴，大多偏重于特定穴，如五输穴、俞穴、募穴、郄穴、络穴等，列举了多种配穴方法，可以举一反三，进一步去了解处方配穴的基本规律。本赋流传较广，深受针灸临床工作者和针灸爱好者的欢迎，是针灸歌赋中比较重要的一篇。

【歌赋】

百症俞穴，再三用心。囟会连于玉枕，头风疗以金针。悬颅、颔厌之中，偏头痛止；强间、丰隆之际，头痛难禁。

原夫面肿虚浮，须仗水沟、前顶；耳聋气闭，全凭听会、翳风。面上虫行有验，迎香可取；耳中蝉噪有声，听会堪攻。目眩兮，支正、飞扬；目黄兮，阳纲、胆俞。攀睛攻少泽、肝俞之所，泪出刺临泣、头维之处。目中漠漠，即寻攒竹、三间；目觉䀮䀮（huāng），急取养老、天柱。观其雀目肝气，晴明、行间而细推；审他项强伤寒，温溜、期门而主之。廉泉、中冲，舌下肿疼堪取；天府、合谷，鼻中衄血宜追。耳门、丝竹空，住牙疼于顷刻；颊车、地仓穴，正口㖞于片时。喉痛兮，液门、鱼际去疗；转筋兮，金门、丘墟来医。阳谷、侠溪，颔肿口噤并治；少商、曲泽，血虚口渴同施。通天去鼻内无闻之苦；复溜祛舌干口燥之悲。哑门、关冲，舌缓不语而要紧；天鼎、间使，失音嗫（niè）嚅（rú）而休迟。太冲泻唇㖞以速愈，承浆泻牙疼而即移。项强多恶风，束骨相连于天柱；热病汗不出，大都更接于经渠。

且如两臂顽麻，少海就傍于三里；半身不遂，阳陵远达于曲池。建里、内关，扫尽胸中之苦闷；听宫、脾俞，祛残心下之悲凄。

久知胁肋痛，气户、华盖有灵；腹内肠鸣，下脘、陷谷能平。胸胁支满何疗，章门、不容细寻；膈疼饮蓄难禁，膻中、巨阙便针。胸满更加噎塞，中府、意舍所行；胸膈停留瘀血，肾俞、巨髎宜征。胸满项强，神藏、璇玑已试；背连腰痛，白环、委中曾经。脊强兮，水道、筋缩；目瞤（shùn）兮，颧髎、大迎。痓病非颅息而不愈；脐风须然谷而易醒。委阳、天池，腋肿针而速散；后溪、环跳，腿疼刺而即轻。梦魇（yǎn）不宁，厉兑相谐于隐白；发狂奔走，上脘同起于神门。惊悸怔忡，取阳交、解溪勿误；反张悲哭，仗天冲、大横须精。癫疾必身柱、本神之令；发热仗少冲、曲池之津。岁热时行，陶道复求肺俞理；风痫常发，神道须还心俞宁。湿寒湿热下髎定；厥寒厥热涌泉清。寒栗恶寒，二间疏通阴郄暗；烦心呕吐，幽门开彻玉堂明。行间、涌泉，主消渴之肾渴；阴陵、水分，去水肿之脐盈。痨瘵传尸，趋魄户、膏肓之路；中邪霍乱，寻阴谷、三里之程。治疸消黄，谐后溪、劳宫而看；倦言嗜卧，往通里、大钟而明。咳嗽连声，肺俞须迎天突穴；小便赤涩，兑端独泻太阳经。刺长强与承山，善主肠风新下血；针三阴与气海，专司白浊久遗精。

且如肓俞、横骨，泻五淋之久积；阴郄、后溪，治盗汗之多出。脾虚谷以不消，脾俞、膀胱俞觅；胃冷食而难化，魂门、胃俞堪责。鼻痔必取龈交，瘿气须求浮白。大敦、照海，患寒疝而善蠲（juān）；五里、臂臑，生疬疮而能治。至阴、屋翳，疗痒疾之疼多；肩髃、阳溪，消瘾风之热极。

抑又论妇经事改常，自有地机、血海；女子少气漏血，不无交信、合阳。带下产崩，冲门、气冲宜审；月潮违限，天枢、水泉细详。肩井乳痛而极效，商丘痔瘤而最良。脱肛趋百会、尾翳之所，无子搜阴交、石关之乡。中脘主乎积痢，外丘收乎大肠。寒疟兮，商阳、太溪验；痃癖兮，冲门、血海强。

夫医乃人之司命，非志士而莫为；针乃理之渊微，须至人之指数。先究其病源，后攻其穴道，随手见功，应针取效。方知玄理之玄，始达妙中之妙。此篇不尽，略举其要。

【白话解】

百症俞穴，再三用心。

疾病是千变万化的，每一个穴位，都有其不同的主治作用，要通过腧穴去诊断、治疗全身的病症，怎样去掌握运用，如何对症选穴，是一个比较繁复而细致的问题，必须从多方面细心地结合研究，才能运用适当，获得一定的疗效。

囟会连于玉枕，头风疗以金针。

病程较久，时发时愈，起伏不一的慢性头疼，取用囟会及玉枕穴，可以旺盛血行，制止疼痛。

悬颅、颔厌之中，偏头痛止；强间、丰隆之际，头痛难禁。

取足少阳胆经的悬颅、颔厌，可治疗偏头痛；由于痰火上扰而引起的痰厥头痛，丰隆、强间二穴上下呼应，可获止痛之效。

原夫面肿虚浮，须仗水沟、前顶；耳聋气闭，全凭听会、翳风。

颜面及眼睑浮肿，应选用水沟（即人中）、前顶以利水、行湿、消肿；两耳失聪，或耳内闭塞、重听，应针刺听会、翳风二穴。

面上虫行有验，迎香可取；耳中蝉噪有声，听会堪攻。

血分有热而发痒，如同皮肤内有虫在行走一样，取迎香穴以凉血止痒；耳鸣如蝉，应取用足少阳胆经的听会穴。

目眩兮，支正、飞扬；目黄兮，阳纲、胆俞。

血热上攻的目眩头晕，可针刺支正、飞扬二穴以引火下行；黄疸初起见到目黄症，应取阳纲、胆俞二穴疏通胆道，清热化湿而祛黄。

攀睛攻少泽、肝俞之所，泪出刺临泣、头维之处。

胬肉攀睛，应取少泽及肝俞以和肝、清热、调血、明目；迎风流泪及目泪自出，取用头临泣及头维二穴相配，可疏风清热，祛寒止泪。

目中漠漠，即寻攒竹、三间；目觉𥇦𥇦，急取养老、天柱。

视物不明，看东西有如烟尘密布，模糊不清的现象，应针刺攒竹、三间以消除外翳，恢复视觉；两目昏暗，视物不清，应取养老、天柱二穴，能益阴明目。

观其雀目肝气，睛明、行间而细推；审他项强伤寒，温溜、期门而主之。

夜晚视物不清，即夜盲症，主要是肝血虚造成的，取睛明、行间二穴上下相配，就是以补虚泻热为主的疗法，并应根据病因，正确地施行补泻手法；外感寒邪侵袭肌表，出现头项强痛而恶寒等，针刺温溜、期门穴。

廉泉、中冲，舌下肿疼堪取；天府、合谷，鼻中衄血宜追。

心经火盛血壅而致舌下肿疼，廉泉和中冲穴配合应用，可泻热消肿；鼻出血，应取天府、合谷二穴表里配合，自可获得泻热止血的效果。

耳门、丝竹空，住牙疼于顷刻；颊车、地仓穴，正口㖞于片时。

耳门与丝竹空相配，能清除局部的郁火，使牙疼立刻止住；颊车与地仓，是主治各种原因引起的口眼㖞斜的特效穴。

喉痛兮，液门、鱼际去疗；转筋兮，金门、丘墟来医。

咽喉红肿疼痛，应取液门、鱼际治疗；腓肠肌强直性痉挛，取金门、丘墟二穴相配，具有舒筋活络止痛的功效。

阳谷、侠溪，颌肿口噤并治；少商、曲泽，血虚口渴同施。

下颌部肿胀，以致不能张口，说话困难，阳谷、侠溪二穴相配能清热解毒，消肿散结；血虚生热，化燥灼阴而致口渴等症，取少商、曲泽二穴，可清热养津而解口渴。

通天去鼻内无闻之苦；复溜祛舌干口燥之悲。

各种原因导致的嗅觉减退，不闻香臭的症状，针刺通天穴，能迅速宣通鼻窍，恢复嗅觉；由肾阴亏虚而出现舌干口燥的疾病，取用复溜穴能滋阴降火，生津止渴。

哑门、关冲，舌缓不语而要紧；天鼎、间使，失音嗳嚅而休迟。

三焦壅热，上冲舌本，舌不能运动，语言难出，取用关冲与哑门二穴，可标本兼顾而病能渐愈；突然不能发声，言语困难，取天鼎、间使可以治疗。

太冲泻唇㖞以速愈，承浆泻牙疼而即移。

中风口眼㖞斜，针刺太冲穴可息风降逆；承浆是止牙疼的要穴。

项强多恶风，束骨相连于天柱；热病汗不出，大都更接于经渠。

头项强痛、怕风的病，应取束骨、天柱以通阳疏卫；热病但无汗，应取大都、经渠二穴上下相配治疗。

且如两臂顽麻，少海就傍于三里；半身不遂，阳陵远达于曲池。

两臂顽钝麻木，不能动弹，或不知痛痒，取手三里和少海穴阴阳相配，可调经活络。阳陵泉与曲池二穴上下相配，是主治半身不遂的要穴。

建里、内关，扫尽胸中之苦闷；听宫、脾俞，祛残心下之悲凄。

胸膈间气塞满闷，取建里及内关穴，可健运、和中、调气、攻积；心气虚导致的多愁善悲的现象，取用听宫与脾俞二穴，可收养血宁心安神之效。

久知胁肋痛，气户、华盖有灵；腹内肠鸣，下脘、陷谷能平。

胁肋疼痛，可取气户、华盖以宣肺行气而缓解疼痛；脾胃失调，腹内肠鸣等症，下脘与陷谷相配可以治疗。

胸胁支满何疗，章门、不容细寻；膈疼饮蓄难禁，膻中、巨阙便针。

胸胁满闷，肋间撑支不舒，取章门与不容二穴相配可疏肝止痛；胸膈有水停滞而发作疼痛的症状，可针刺膻中、巨阙穴，使疗效能够直达病灶，缓解疼痛。

胸满更加噎塞，中府、意舍所行；胸膈停留瘀血，肾俞、巨髎宜征。

脾虚气逆而导致胸膈胀满，饮食不能顺利通下的症状，可取中府、意舍二穴，作标本兼治的疗法；瘀血阻滞上焦，胸满烦躁，漱水不欲咽等，用肾俞与巨髎相配可化瘀利气止血。

胸满项强，神藏、璇玑已试；背连腰痛，白环、委中曾经。

胸胁满闷、颈项强直，取神藏、璇玑二穴相配，症状可以缓解；后背连腰痛，可取白环俞、委中配合起来治疗，是最为适宜的。

脊强兮，水道、筋缩；目眴兮，颧髎、大迎。

脊柱强直，针刺水道、筋缩，可以恢复正常的活动；眼睛眴动取颧髎、大迎，是常用的有效穴。

瘛病非颅息而不愈；脐风须然谷而易醒。

颅息是治瘛病的要穴；脐风取用然谷穴可散风、调气、清热、开窍。

委阳、天池，腋肿针而速散；后溪、环跳，腿疼刺而即轻。

出现腋窝部肿胀的病变，取用委阳、天池，上下呼应，能消肿止痛；后溪和环跳穴，是治疗腿疼的特效穴。

梦魇不宁，厉兑相谐于隐白；发狂奔走，上脘同起于神门。

做噩梦，不时惊觉，神思恍惚，夜卧不安，取厉兑和隐白相配可清火消痰，安神宁志；狂躁暴戾，躁扰不安，应选上脘和神门穴以清热宁心。

惊悸怔忡，取阳交、解溪勿误；反张悲哭，仗天冲、大横须精。

惊恐不安与心跳的现象，阳交、解溪二穴能够治疗；反张悲哭这种类似惊风的儿科疾患，取天冲、大横，可获得一定效果，但必须精细地辨证论治，慎重操作。

癫疾必身柱、本神之令；发热仗少冲、曲池之津。

发作时神志昏迷，肌肉抽搐的癫痫病，取身柱、本神二穴可平肝、化痰、清火；对于各种发热的症状，少冲、曲池二穴都有清热作用。

岁热时行，陶道复求肺俞理；风痫常发，神道须还心俞宁。

流行性的温热病，应取陶道、肺俞二穴，标本兼治；风痫病频繁发作，神道、心俞相配可清心泻热而开窍。

湿寒湿热下髎定；厥寒厥热涌泉清。

湿病兼寒或兼热，下髎都是一个主治要穴；阴阳失调，气向上逆的热厥或寒厥，取用涌泉可拯肾气之衰微。

寒栗恶寒，二间疏通阴郄暗；烦心呕吐，幽门开彻玉堂明。

恶寒寒战，取二间及阴郄二穴相配治疗；心烦呕吐，幽门与玉堂二穴尤有良效。

行间、涌泉，主消渴之肾渴；阴陵、水分，去水肿之脐盈。

消渴病肾阴亏耗的，应取涌泉与行间二穴相配，可清热养津；阴陵泉、水分二穴，对水湿内停造成的腹部皮肤紧张、脐窝消失甚至突出的现象，确有特殊功效。

痨瘵传尸，趋魄户、膏肓之路；中邪霍乱，寻阴谷、三里之程。

能普遍传染的肺结核病，取魄户、膏肓可恢复强壮；突然发生腹部绞痛，上吐下泻的霍乱病，阴谷、足三里二穴可以缓解症状。

治疸消黄，谐后溪、劳宫而看；倦言嗜卧，往通里、大钟而明。

治疗黄疸病，应取后溪、劳宫二穴；少气懒言，倦怠嗜卧，取通里与大钟相配，症状可逐渐消除。

咳嗽连声，肺俞须迎天突穴；小便赤涩，兑端独泻太阳经。

咳嗽不断，应取肺俞及天突穴，前后配穴，可养肺调气止咳；小便量少，色黄赤，取用兑端及手太阳经的小海穴，自可清热利尿。

刺长强与承山，善主肠风新下血；针三阴与气海，专司白浊久遗精。

长强与承山相配，是主治肠风下血及一切肛门疾患的特效穴；遗精、白浊日久，可取三阴交及气海，从而获得渗湿固精的功效。

且如肓俞、横骨，泻五淋之久积；阴郄、后溪，治盗汗之多出。

各种淋证日久不愈，取肓俞与横骨穴相配合，能够清热开郁，利水止痛；阴郄、后溪二穴，最适宜于阴分火盛，热象较甚的盗汗症，有退热养阴的显著功效。

脾虚谷以不消，脾俞、膀胱俞觅；胃冷食而难化，魂门、胃俞堪责。

因脾失健运所引起的饮食减少，食后不易消化等现象，脾俞和膀胱俞有特殊功效；胃阳不足，不能腐熟水谷，饮食难以消化，应取魂门、胃俞二穴以宽胸和胃，增强运化。

鼻痔必取龈交，瘿气须求浮白。

鼻生息肉，取龈交穴可清热泻火；瘿瘤病（即甲状腺肿）应取浮白穴以清热、消炎、凉血、镇静。

大敦、照海，患寒疝而善蠲；五里、臂臑，生疬疮而能治。

大敦与照海二穴相配，可治疗以少腹疼痛为特征的疝气病；手五里和臂臑是治疗疬疮的要穴。

至阴、屋翳，疗痒疾之疼多；肩髃、阳溪，消瘾风之热极。

不论属虚属实的痒和疼痛，取至阴、屋翳二穴，是一种以清热养血为主的配穴法；荨麻疹是由内在的热极生风而致，应取肩髃、阳溪穴治疗。

抑又论妇经事改常，自有地机、血海；女子少气漏血，不无交信、合阳。

妇女月经不正常，如痛经、闭经、经期或迟或早，取用足太阴脾经的地机、血海二穴，确是常用的有效配穴法；女子气虚不能摄血，冲任不固，以至形成漏经的症状，应取交信、合阳以固血止崩。

带下产崩，冲门、气冲宜审；月潮违限，天枢、水泉细详。

带下或产后血崩，冲门和气冲穴是主治妇科疾患的要穴；月经周期不正常，取天枢、水泉二穴，不论月经先期或后期，皆可适用。

肩井乳痈而极效，商丘痔瘤而最良。

肩井穴可清热、散结、消肿、止痛，是治疗乳痈的特效穴；商丘穴治疗痔瘤是首选穴。

脱肛趋百会、尾翳之所，无子搜阴交、石关之乡。

脱肛取百会、鸠尾二穴可升提其气，使脱肛上缩；妇女不能受孕，取阴交、石关二穴，是一种循经取穴的治本疗法。

中脘主乎积痢，外丘收乎大肠。

积久不愈，反复发作的慢性痢疾，取中脘穴可扶脾健胃，增强运化；治疗脱肛，可取外丘穴。

寒疟兮，商阳、太溪验；疬癖兮，冲门、血海强。

寒疟取商阳、太溪二穴，是以宣阳和阴为主的一种有效配穴法；疬癖取用足太阴脾经的冲门、血海，可调和气血，标本兼治。

夫医乃人之司命，非志士而莫为；针乃理之渊微，须至人之指教。先究其病源，后攻其穴道，随手见功，应针取效。方知玄理之玄，始达妙中之妙。此篇不尽，略举其要。

医生主宰着病人的生命，不是有志于此的人不要轻率学习；针灸治病包含着许多深远的理论内容，在学习过程中，一定要接受专家的指导，才能不致茫无头绪。治病的时候，一定要先查明病源，再辨证选穴，同时锻炼指力，适当地运用补泻手法，结合临床经验，这样对于针灸的适应证，自可发挥高度的疗效。如能掌握了针灸处方的规律，和配穴、取穴的纲要，在这些规律与纲要中，再进一步去体验针灸治病的原理，深入钻研，达到融会贯通，也就可不断产生奇妙的疗效。

本赋虽还不足称为全面的介绍，但举一反三，也可作为治疗的准则，来灵活运用了。

14. 玉龙歌

【出处】 本歌录自《针灸大成》。有人提出此歌是宋代杨氏所作。元代王国瑞所撰的《扁鹊神应针灸玉龙经》中首先搜集了此歌，题名"一百二十穴玉龙歌"，以后《针灸大成》、《针方六集》引入，称之"玉龙歌"。"玉龙"之说法不一，唐代段成式的《酉阳杂俎》载："杨光欣获玉龙一枚，长一尺二寸，高五寸，雕镂精妙，不似人作。"这段记载与玉龙歌命名的含义比较吻合。选用"玉龙"二字，可能是一取其贵，二取其120穴，合玉龙长一尺二寸之意。

本歌介绍120个腧穴，分治80余种病症，主要内容有：一是强调《玉龙歌》的应用价值；二是重视经络理论；三是强调辨证施治，按病之寒热虚实分别施针或艾灸或针灸并用；四是全身疼痛取不定穴（即以痛处为穴）；五是注重沿皮卧针透刺或出血等针法。此歌通俗易懂，朗朗上口。临床参考价值很大。

【歌诀】 扁鹊授我玉龙歌，玉龙一试绝沉疴（kē），
　　　　玉龙之歌真罕得，流传千载无差讹。
　　　　我今歌此玉龙诀，玉龙一百二十穴，
　　　　医者行针殊妙绝，但恐时人自差别。

补泻分明指下施，金针一刺显明医，
伛（yǔ）者立伸偻（lǚ）者起，从此名扬天下知。
中风不语最难医，发际顶门穴要知，
更向百会明补泻，即时苏醒免灾危。
鼻流清涕名鼻渊，先泻后补疾可痊，
若是头风并眼痛，上星穴内刺无偏。
头风呕吐眼昏花，穴取神庭始不差，
孩子慢惊何可治，印堂刺入艾还加。
头项强痛难回顾，牙疼并作一般看，
先向承浆明补泻，后针风府即时安。
偏正头风痛难医，丝竹金针亦可施，
沿皮向后透率谷，一针两穴世间稀。
偏正头风有两般，有无痰饮细推观，
若然痰饮风池刺，倘无痰饮合谷安。
口眼㖞斜最可嗟，地仓妙穴连颊车，
㖞左泻右依师正，㖞右泻左莫令斜。
不闻香臭从何治？迎香两穴可堪攻，
先补后泻分明效，一针未出气先通。
耳聋气闭痛难言，须刺翳风穴始痊，
亦治项上生瘰疬①，下针泻动即安然。
耳聋之症不闻声，痛痒蝉鸣不快情，
红肿生疮须用泻，宜从听会用针行。
偶尔失音言语难，哑门一穴两筋间，
若知浅针莫深刺，言语音和照旧安。
眉间疼痛苦难当，攒竹沿皮刺不妨，
若是眼昏皆可治，更针头维即安康。
两眼红肿痛难熬，怕日羞明心自焦，
只刺睛明鱼尾穴，太阳出血自然消。
眼痛忽然血贯睛，羞明更涩目难睁，
须得太阳针出血，不用金刀疾自平。
心火炎上两眼红，迎香穴内刺为通，
若将毒血搐出后，目内清凉始见功。

强痛脊背泻人中，挫闪腰酸亦可攻，
更有委中之一穴，腰间诸疾任君攻。

肾弱腰疼不可当，施为行止甚非常，
若知肾俞二穴处，艾火频加体自康。

环跳能治腿股风，居髎二穴认真攻，
委中毒血更出尽，愈见医科神圣功。

膝腿无力身立难，原因风湿致伤残，
倘知二市穴能灸，步履悠然渐自安。

髋骨能医两腿疼，膝头红肿不能行，
必针膝眼膝关穴，功效须臾病不生。

寒湿脚气不可熬，先针三里及阴交，
再将绝骨穴兼刺，肿痛登时立见消。

肿红腿足草鞋风，须把昆仑二穴攻，
申脉太溪如再刺，神医妙绝起疲癃。

脚背肿起丘墟穴，斜针出血即时轻，
解溪再与商丘识，补泻行针要辨明。

行步艰难疾转加，太冲二穴效堪夸，
更针三里中封穴，去病如同用手抓。

膝盖红肿鹤膝风，阳陵二穴亦堪攻，
阴陵针透尤收效，红肿全消见异功。

腕中无力痛艰难，握物难移体不安，
腕骨一针虽见效，莫将补泻等闲看。

急疼两臂气攻胸，肩井分明穴可攻，
此穴元来真气聚，补多泻少应其中。

肩背风气连臂疼，背缝二穴用针明，
五枢亦治腰间痛，得穴方知疾顿轻。

两肘拘挛筋骨连，艰难动作欠安然，
只将曲池针泻动，尺泽兼行见圣传。

肩端红肿痛难当，寒湿相争气血狂，
若向肩髃明补泻，管君多灸自安康。

筋急不开手难伸，尺泽从来要认真，
头面纵有诸样症，一针合谷效通神。

腹中气块痛难当，穴法宜向内关防，
八法有名阴维穴，腹中之疾永安康。
腹中疼痛亦难当，大陵外关可消详，
若是胁疼并闭结，支沟奇妙效非常。
脾家之症最可怜，有寒有热两相煎，
间使二穴针泻动，热泻寒补病俱痊。
九种心痛及脾疼，上脘穴内用神针，
若还脾败中脘补，两针神效免灾侵。
痔瘘②之疾亦可憎，表里急重最难禁，
或痛或痒或下血，二白穴在掌后寻。
三焦热气壅上焦，口苦舌干岂易调，
针刺关冲出毒血，口生津液病俱消。
手臂红肿连腕疼，液门穴内用针明，
更将一穴名中渚，多泻中间疾自轻。
中风之症症非轻，中冲二穴可安宁，
先补后泻如无应，再刺人中立便轻。
胆寒心虚病如何？少冲二穴最功多，
刺入三分不着艾，金针用后自平和。
时行疟疾最难禁，穴法由来未审明，
若把后溪穴寻得，多加艾火即时轻。
牙疼阵阵苦相煎，穴在二间要得传，
若患翻胃并吐食，中魁奇穴莫教偏。
乳蛾③之症少人医，必用金针疾始除，
如若少商出血后，即时安稳免灾危。
如今瘾疹④疾多般，好手医人治亦难，
天井二穴多着艾，纵生瘰疬灸皆安。
寒痰咳嗽更兼风，列缺二穴最可攻，
先把太渊一穴泻，多加艾火即收功。
痴呆之症不堪亲，不识尊卑枉骂人，
神门独治痴呆病，转手骨开得穴真。
连日虚烦面赤妆，心中惊悸亦难当，
若须通里穴寻得，一用金针体便康。

风眩目烂最堪怜，泪出汪汪不可言，
大小骨空皆妙穴，多加艾火疾应痊。
妇人吹乳痛难消，吐血风痰稠似胶，
少泽穴内明补泻，应时神效气能调。
满身发热痛为虚，盗汗淋淋渐损躯，
须得百劳椎骨穴，金针一刺疾俱除。
忽然咳嗽腰背疼，身柱由来灸便轻，
至阳亦治黄疸病，先补后泻效分明。
肾败腰虚小便频，夜间起止苦劳神，
命门若得金针助，肾俞艾灸起遭迍⑤。
九般痔瘘最伤人，必刺承山效若神，
更有长强一穴是，呻吟大痛穴为真。
伤风不解嗽频频，久不医时劳便成，
咳嗽须针肺俞穴，痰多宜向丰隆寻。
膏肓二穴治病强，此穴原来难度量，
斯穴禁针多着艾，二十一壮亦无妨。
腠理不密咳嗽频，鼻流清涕气昏沉，
须知喷嚏风门穴，咳嗽宜加艾火深。
胆寒由是怕惊心，遗精白浊实难禁，
夜梦鬼交心俞治，白环俞治一般针。
肝家血少目昏花，宜补肝俞力便加，
更把三里频泻动，还光益血自无差。
脾家之症有多般，致成翻胃吐食难，
黄疸亦须寻腕骨，金针必定夺中脘。
无汗伤寒泻复溜，汗多宜将合谷收，
若然六脉皆微细，金针一补脉还浮。
大便闭结不能通，照海分明在足中，
更把支沟来泻动，方知妙穴有神功。
小腹胀满气攻心，内庭二穴要先针，
两足有水临泣泻，无水方能病不侵。
七般疝气取大敦，穴法由来指侧间，
诸经俱载三毛处，不遇师传隔万山。

传尸劳病最难医，涌泉出血免灾危，
痰多须向丰隆泻，气喘丹田亦可施。
浑身疼痛疾非常，不定穴中细审详，
有筋有骨须浅刺，着艾临时要度量。
劳宫穴在掌中寻，满手生疮痛不禁，
心胸之病大陵泻，气攻胸腹一般针。
哮喘之症最难当，夜间不睡气遑遑（huáng），
天突妙穴宜寻得，膻中着艾便安康。
鸠尾独治五般痫，此穴须当仔细观，
若然着艾宜七壮，多则伤人针亦难。
气喘急急不可眠，何当日夜苦忧煎，
若得璇玑针泻动，更取气海自安然。
肾强疝气发甚频，气上攻心似死人，
关元兼刺大敦穴，此法亲传始得真。
水病之病最难熬，腹满虚胀不肯消，
先灸水分并水道，后针三里及阴交。
肾气冲心得几时，须用金针疾自除，
若得关元并带脉，四海谁不仰明医。
赤白妇人带下难，只因虚败不能安，
中极补多宜泻少，灼艾还须着意看。
吼喘之症嗽痰多，若用金针疾自和，
俞府乳根一样刺，气喘风痰渐渐磨。
伤寒过经犹未解，须向期门穴上针，
忽然气喘攻胸膈，三里泻多须用心。
脾泻之症别无他，天枢二穴刺休差，
此是五脏脾虚疾，艾火多添病不加。
口臭之疾最可憎，劳心只为苦多情，
大陵穴内人中泻，心得清凉气自平。
穴法深浅在指中，治病须臾显妙功，
劝君要治诸般疾，何不当初记玉龙。

【注释】 ①瘰疬：又称鼠瘘。一般指颈部淋巴结结核。

②痔瘘：痔疮和肛瘘合称痔瘘。

③乳蛾（鹅）：扁桃体肿大。

④瘾疹：指荨麻疹。

⑤遭迍（zhānzhūn）：不顺利。此处指肾虚证。

【白话解】

扁鹊授我玉龙歌，玉龙一试绝沉疴，

玉龙之歌真罕得，流传千载无差讹。

我今歌此玉龙诀，玉龙一百二十穴，

医者行针殊妙绝，但恐时人自差别。

补泻分明指下施，金针一刺显明医，

伛者立伸偻者起，从此名扬天下知。

扁鹊（托名）传授给我玉龙歌，用于临床，即使是病程长久、缠绵难愈之症也能痊愈。玉龙歌是世间罕得，流传了上千年没有出现什么差错、讹误，证明它是经得起实践检验的。现在我讲一下玉龙歌的具体内容，本歌诀一共涉及120个穴，使用起来非常绝妙，但是恐怕现在的医生水平参差不齐，未必使用得当。针刺时补泻分明，才显出医生的高明。按本歌诀施治，腰脊弯曲（似指急性腰扭伤一类病症）的患者都能治愈，一定可以名扬天下了。

中风不语最难医，发际顶门穴要知，

更向百会明补泻，即时苏醒免灾危。

中风失语是最难治的病，治疗可取囟门、神庭穴，百会穴先补后泻，多补少泻，病人可及时苏醒，转危为安。

鼻流清涕名鼻渊，先泻后补疾可痊，

若是头风并眼痛，上星穴内刺无偏。

鼻塞、流清涕是患了鼻渊，严重时还可发生头晕目眩，可取上星穴，先泻后补，病可痊愈。

头风呕吐眼昏花，穴取神庭始不差，

孩子慢惊何可治，印堂刺入艾还加。

头风病不仅头痛时作时止，严重时还会出现呕吐、两眼昏花，可取神庭穴沿皮下透刺五分，先补后泻。小儿慢惊风，表现为抽搐缓慢无力，时发时止，取印堂穴沿皮下斜刺，透左右攒竹穴，并施以艾灸，疗效较好。

头项强痛难回顾，牙疼并作一般看，

先向承浆明补泻，后针风府即时安。

头项强直疼痛，活动受限，有时还并发牙痛，先泻承浆，再针风府，这是前后对应取穴法。

偏正头风痛难医，丝竹金针亦可施，

沿皮向后透率谷，一针两穴世间稀。

偏正头风有两般，有无痰饮细推观，

若然痰饮风池刺，倘无痰饮合谷安。

偏正头风很难医治，治疗可针刺丝竹空，沿皮向后透率谷以止痛，再辨证分型：如果属痰饮型，多属慢性头痛，取风池；如果不属痰饮型，多为急性头痛，一般取用合谷即可。

口眼㖞斜最可嗟，地仓妙穴连颊车，

㖞左泻右依师正，㖞右泻左莫令斜。

口眼㖞斜的病，可取地仓透颊车施治，并应遵照老师的教导，右面麻痹而㖞向左侧，则泻右面；左面麻痹而㖞向右侧，则泻左侧，即各于其麻痹一侧针治。

不闻香臭从何治？迎香两穴可堪攻，

先补后泻分明效，一针未出气先通。

无论何种原因引起的鼻不能分辨气味，都可取双侧迎香穴，先补后泻，有速效，有时尚未起针，鼻子已经通气了。后文说"迎香应上星"，指此配穴。

耳聋气闭痛难言，须刺翳风穴始瘥，

亦治项上生瘰疬，下针泻动即安然。

耳聋之症不闻声，痛痒蝉鸣不快情，

红肿生疮须用泻，宜从听会用针行。

耳聋，耳内气行不畅，阻塞不通，要刺翳风，这个穴亦用治项生瘰疬。后文有"翳风应合谷"，可作此配穴。耳聋，耳内有痒、痛、耳鸣等不舒服的感觉，以及耳周红肿生疮，可取听会。后文有"听会应合谷"，可作此配穴。这句歌诀说明一穴可主二症。

偶尔失音言语难，哑门一穴两筋间，

若知浅针莫深刺，言语音和照旧安。

偶尔讲话声音嘶哑不能发声，可取哑门穴浅刺（一般1寸左右），不可深刺，言语即能恢复正常。

　　眉间疼痛苦难当，攒竹沿皮刺不妨，
　　若是眼昏皆可治，更针头维即安康。
　　两眼红肿痛难熬，怕日羞明心自焦，
　　只刺睛明鱼尾穴，太阳出血自然消。
　　眼痛忽然血贯睛，羞明更涩目难睁，
　　须得太阳针出血，不用金刀疾自平。
　　心火炎上两眼红，迎香穴内刺为通，
　　若将毒血搐出后，目内清凉始见功。

　　眉棱骨痛可取攒竹，沿皮刺向鱼腰，这种病还常伴有眼目昏花，配以头维穴可以治疗。两眼红肿，疼痛难忍，怕见强光的病，只要针睛明、鱼尾穴，并辅以太阳穴放血，症状自然消失。忽然眼睛疼痛，眼球外部充血，怕见强光，目涩难睁，取太阳穴放血即可治愈。心火上炎，两眼红赤，针刺双侧内迎香，如果能出血，效果更好，可使患者顿觉目内清凉。

　　强痛脊背泻人中，挫闪腰酸亦可攻，
　　更有委中之一穴，腰间诸疾任君攻。
　　肾弱腰疼不可当，施为行止甚非常，
　　若知肾俞二穴处，艾火频加体自康。

　　本段论述了实性和虚性两种腰痛的治法。腰脊强直疼痛泻人中穴，这个穴还可用治急性腰扭伤。另外，还可配用委中穴以及腰部局部的穴位。后文"人中应委中"与此意同，这组穴位主治腰痛实证。肾虚腰痛更难以忍受，活动多有不便，可常灸双侧肾俞穴治疗。

　　环跳能治腿股风，居髎二穴认真攻，
　　委中毒血更出尽，愈见医科神圣功。

　　腿部疼痛，遇风寒痛甚者，可取环跳、居髎以疏风通络散寒，并加以委中放血，能立见神效。

　　膝腿无力身立难，原因风湿致伤残，
　　倘知二市穴能灸，步履悠然渐自安。

　　腿膝无力，甚至站立困难，这是风湿造成的，灸风市、阴市二穴，温经散寒通络，行走能逐渐恢复正常。

　　髋骨能医两腿疼，膝头红肿不能行，

　　必针膝眼膝关穴，功效须臾病不生。

　　髋骨穴位于大腿前外侧，梁丘穴外开1寸陷中，能治疗两腿疼痛、膝头红肿、行走艰难的病，再配以膝眼，横针透膝关穴，立刻就能见效。后文"髋骨应曲池"，是上下相配法；又"髋骨应风市"，是同肢相配法。

　　寒湿脚气不可熬，先针三里及阴交，

　　再将绝骨穴兼刺，肿痛登时立见消。

　　寒湿脚气痛苦难当，取足三里、三阴交以及绝骨穴，疏风化湿以泻热，使筋脉和利，肿痛立时能够消退。

　　肿红腿足草鞋风，须把昆仑二穴攻，

　　申脉太溪如再刺，神医妙绝起疲癃。

　　草鞋风有腿脚红肿的症状，取双侧昆仑穴，并配以申脉、太溪，使慢性腰背痛和尿癃闭都能解除。

　　脚背肿起丘墟穴，斜针出血即时轻，

　　解溪再与商丘识，补泻行针要辨明。

　　行步艰难疾转加，太冲二穴效堪夸，

　　更针三里中封穴，去病如同用手抓。

　　脚背肿痛可取丘墟穴斜刺，出血更好，疼痛当时就能减轻，再取解溪与商丘穴，能散瘀止痛，疗效较好。如果病情加重，行走困难，可针双侧太冲穴配三里、中封，手到病除。

　　膝盖红肿鹤膝风，阳陵二穴亦堪攻，

　　阴陵针透尤收效，红肿全消见异功。

　　鹤膝风有膝关节红肿等症状，治取双侧阳陵泉，透针阴陵泉，效果极佳，能消肿止痛。

　　腕中无力痛艰难，握物难移体不安，

　　腕骨一针虽见效，莫将补泻等闲看。

　　手腕无力疼痛，握物困难，针刺腕骨穴，并据病情施以补或泻，能散瘀止痛。

　　急疼两臂气攻胸，肩井分明穴可攻，

　　此穴元来真气聚，补多泻少应其中。

两臂疼痛，胸中气冲，取肩井穴。这个穴是真气聚集的地方，宜多补少泻。后文说"肩井应支沟"，可作此配穴。又"应足三里"。

肩背风气连臂疼，背缝二穴用针明，

五枢亦治腰间痛，得穴方知疾顿轻。

肩背受了风，累及臂痛，背缝穴有神效，还可配五枢穴（本穴亦治腰痛），针刺这两个穴位，疾病就会立时减轻。

两肘拘挛筋骨连，艰难动作欠安然，

只将曲池针泻动，尺泽兼行见圣传。

肘部拘挛，活动不利，针泻曲池穴，配以尺泽，甚效。后文"尺泽应曲池"，即指此二穴配用。

肩端红肿痛难当，寒湿相争气血狂，

若向肩髃明补泻，管君多灸自安康。

肩部红肿疼痛，是寒湿之邪侵袭，气血凝涩所致，取肩髃穴看病补泻，并可多灸，自当复原。后文"肩髃应髋骨"，是上下对应配穴。

筋急不开手难伸，尺泽从来要认真，

头面纵有诸样症，一针合谷效通神。

上肢筋脉拘挛，手指不能伸开，要取尺泽穴以舒筋活络。各种头面部疾患，针刺合谷都有神效。

腹中气块痛难当，穴法宜向内关防，

八法有名阴维穴，腹中之疾永安康。

情志失调，气结腹中，结聚成块，疼痛难忍，宜取内关穴。该穴是八脉交会穴中与阴维脉相通的穴位，治疗肚腹部的疾病有特效。

腹中疼痛亦难当，大陵外关可消详，

若是胁疼并闭结，支沟奇妙效非常。

腹痛难忍，可取大陵、外关穴，调气止痛。如果两胁疼痛并伴有大便秘结，支沟穴效果非凡。

脾家之症最可怜，有寒有热两相煎，

间使二穴针泻动，热泻寒补病俱痊。

得了脾脏的病证最可怜，寒热煎熬，应取双侧间使穴，有热则泻，有寒则补，病可痊愈。

九种心痛及脾疼，上脘穴内用神针，

若还脾败中脘补，两针神效免灾侵。

胸脘部的九种疼痛证候及中焦脘腹部的疼痛，取用上脘穴针治，如果还兼有脾气虚衰，健运失调之证，则应配中脘穴，施以补法。这两个穴位治病具有神效。

痔瘘之疾亦可憎，表里急重最难禁，

或痛或痒或下血，二白穴在掌后寻。

痔瘘病也很让人讨厌，其里急后重之症很难解决，还可能出现痒、痛、下血等症状，取二白穴能清热化瘀止痛，疗效较好。

三焦热气壅上焦，口苦舌干岂易调，

针刺关冲出毒血，口生津液病俱消。

热壅上焦，口苦咽干，应取关冲穴点刺放血，能使患者口生津液，疾病全消。后文说"关冲应支沟"，可作此配穴。

手臂红肿连腕疼，液门穴内用针明，

更将一穴名中渚，多泻中间疾自轻。

手臂红肿，连带手腕疼，可针刺液门穴，并配以中渚穴，两穴均施以泻法，能活血散瘀，通络止痛。

中风之症症非轻，中冲二穴可安宁，

先补后泻如无应，再刺人中立便轻。

中风是比较严重的疾病，取双侧中冲穴先补后泻，可使躁动的病人（为中风实证者）安静下来，如果病人没反应，则再针刺人中穴，疾病可立刻减轻。

胆寒心虚病如何？少冲二穴最功多，

刺入三分不着艾，金针用后自平和。

胆气不足，胆虚气怯，心悸心慌的病，应取双侧少冲穴浅刺三分左右，不要艾灸，单纯针刺即可使病痊愈。

时行疟疾最难禁，穴法由来未审明，

若把后溪穴寻得，多加艾火即时轻。

传染性疟疾很难治，很长时间以来一直没有明确有效的取穴治疗方法，应取后溪穴重灸，当时就能减轻。后文有"后溪应百劳"，均以"百劳"即大椎，为治疟穴。

牙疼阵阵苦相煎，穴在二间要得传，

若患翻胃并吐食，中魁奇穴莫教偏。

阵发牙疼很痛苦，可取二间穴以清热止痛。如果病人反胃呕吐，应取奇穴中魁和胃止呕。中魁一穴始见于此。

乳鹅之症少人医，必用金针疾始除，
如若少商出血后，即时安稳免灾危。

乳蛾病很少有人能够治疗，这种病一定要用针灸才治得好，应取少商穴点刺出血以泻热消肿。

如今瘾疹疾多般，好手医人治亦难，
天井二穴多着艾，纵生瘰疬灸皆安。

荨麻疹即使是好医生治起来也很棘手，取天井穴重灸可愈，此法还兼治瘰疬。

寒痰咳嗽更兼风，列缺二穴最可攻，
先把太渊一穴泻，多加艾火即收功。

风寒咳嗽夹痰，取双侧列缺穴重灸，再配太渊施以泻法，即可收效。

痴呆之症不堪亲，不识尊卑枉骂人，
神门独治痴呆病，转手骨开得穴真。

疾呆病人不辨亲疏，让人不愿接近，神门穴专治本病。取这个穴要转动手腕，在骨缝中取。后文有"神门应后溪"，可作此配穴。

连日虚烦面赤妆，心中惊悸亦难当，
若须通里穴寻得，一用金针体便康。

多日心烦，面颊红赤，心中惊悸，是因阴虚而起，可针刺通里穴痊愈。后文"通里应心俞"，可作此配穴。

风眩目烂最堪怜，泪出汪汪不可言，
大小骨空皆妙穴，多加艾火疾应痊。

得了风眩目烂（眼睑肿烂）的病很可怜，病人总是眼泪汪汪的。治疗可取大小骨空穴重灸，以祛湿散风清热，疾病自当缓解。

妇人吹乳痛难消，吐血风痰稠似胶，
少泽穴内明补泻，应时神效气能调。

吹乳病（急性乳腺炎）疼痛难忍，或风痰热重，吐血，痰稠似胶状，取少泽穴施以一定的补泻手法，可使气机调畅，疾病能消。

满身发热痛为虚，盗汗淋淋渐损躯，

须得百劳椎骨穴，金针一刺疾俱除。

发热，浑身疼痛，盗汗，为虚证，应取大椎旁百劳穴针刺，病可痊愈。后文"百劳应肺俞"，即指此配穴。

忽然咳嗽腰背疼，身柱由来灸便轻，

至阳亦治黄疸病，先补后泻效分明。

急性咳嗽，牵引腰脊疼，灸身柱可减轻疾患。黄疸病取用至阳穴，看虚实而行补泻，疗效颇佳。

肾败腰虚小便频，夜间起止苦劳神，

命门若得金针助，肾俞艾灸起遄迍。

肾之精气过于亏耗，导致小便频，夜尿多，可针刺命门，并艾灸肾俞，可温肾固本。

九般痔瘘最伤人，必刺承山效若神，

更有长强一穴是，呻吟大痛穴为真。

痔瘘之疾，由于长期慢性失血，对病人损耗很大，可针刺承山穴为治，对于疼痛较严重的，可配以长强穴。

伤风不解嗽频频，久不医时劳便成，

咳嗽须针肺俞穴，痰多宜向丰隆寻。

患了伤风一直未愈，咳嗽频频，再拖延不治就会发展成为肺痨，所以应该马上针灸，以咳为主的取肺俞穴，痰多再配丰隆。

膏肓二穴治病强，此穴原来难度量，

斯穴禁针多着艾，二十一壮亦无妨。

膏肓穴是强壮穴，取穴有一定难度，本穴禁针，可重灸。后文说"膏肓应足三里"，可作此配穴。

腠理不密咳嗽频，鼻流清涕气昏沉，

须知喷嚏风门穴，咳嗽宜加艾火深。

腠理不密，易感受风寒外邪，咳嗽，鼻流清涕，头脑昏沉，打喷嚏，应取风门穴治疗，风寒咳嗽可用艾灸。

胆寒由是怕惊心，遗精白浊实难禁，

夜梦鬼交心俞治，白环俞治一般针。

心虚胆寒，遗精白浊，夜梦交合，是很难治的病，取心俞、白环俞以清心降火，滋阴涩精。

肝家血少目昏花，宜补肝俞力便加，

更把三里频泻动，还光益血自无差。

肝虚血少，两目昏花，针补肝俞、足三里可以补益肝血，使眼目清明。

脾家之症有多般，致成翻胃吐食难，
黄疸亦须寻腕骨，金针必定夺中脘。

脾证有多种，出现反胃呕吐则病情较重者，针取腕骨穴（本穴还可用治黄疸），再配以中脘，疗效不错。

无汗伤寒泻复溜，汗多宜将合谷收，
若然六脉皆微细，金针一补脉还浮。

感受风寒后不出汗的，泻复溜可促使发汗；汗出多的，则宜补合谷以收汗。如果少阴伤寒，六脉沉细，补复溜可复脉。

大便闭结不能通，照海分明在足中，
更把支沟来泻动，方知妙穴有神功。

大便秘结，排便困难，应取照海，并泻支沟穴，有养津液、行大便之功。

小腹胀满气攻心，内庭二穴要先针，
两足有水临泣泻，无水方能病不侵。

小腹胀满，气上攻心，针刺双侧内庭穴；如果双足水肿，则应泻足临泣以利水消肿，病邪自去。

七般疝气取大敦，穴法由来指侧间，
诸经俱载三毛处，不遇师传隔万山。

疝气疼痛取大敦穴散结止痛，各书上均这样记载，如果没有得到真传就会无从下手治疗。

传尸劳病最难医，涌泉出血免灾危，
痰多须向丰隆泻，气喘丹田亦可施。

传尸劳（肺痨）病最难医治，取涌泉穴放血可以治。如果痰多要配泻丰隆，气喘则补丹田以固肾纳气。

浑身疼痛疾非常，不定穴中细审详，
有筋有骨须浅刺，着艾临时要度量。

浑身疼痛的病非常烦人，治疗应取不定穴，注意有筋骨的地方要浅刺，必要的话还可施以艾灸。

劳宫穴在掌中寻，满手生疮痛不禁，

心胸之病大陵泻，气攻胸腹一般针。

满手生疮，疼痛难忍者，可取手掌中间的劳宫穴治疗。心胸部疾病应针泻大陵穴，气上冲心的病也可以这样治疗。

哮喘之症最难当，夜间不睡气遑遑，

天突妙穴宜寻得，膻中着艾便安康。

哮喘病最难忍受，夜间不能安睡，呼吸困难，宜取天突穴，并艾灸膻中，可复安康。

鸠尾独治五般痫，此穴须当仔细观，

若然着艾宜七壮，多则伤人针亦难。

鸠尾穴专治各种痫证，但要注意不可多灸，而且针刺有一定危险性，要多加注意。

气喘急急不可眠，何当日夜苦忧煎，

若得璇玑针泻动，更取气海自安然。

气喘病难以入睡，日夜煎熬，应针泻璇玑穴，并配气海以扶正培本，化痰平喘。

肾强疝气发甚频，气上攻心似死人，

关元兼刺大敦穴，此法亲传始得真。

肾气失常，疝气频频发作，气上攻心，严重时可昏厥，取关元、大敦穴治疗效果好。

水病之病最难熬，腹满虚胀不肯消，

先灸水分并水道，后针三里及阴交。

水肿病腹满、腹胀难消，灸水分、水道，并针足三里及阴交穴，健脾温肾，助阳利水。

肾气冲心得几时，须用金针疾自除，

若得关元并带脉，四海谁不仰明医。

肾虚气上冲心的病，针刺效果很好，取关元及带脉穴，针到病除，四海扬名。

赤白妇人带下难，只因虚败不能安，

中极补多宜泻少，灼艾还须着意看。

妇女赤白带下，不得安宁，是脾肾内虚，取中极穴多补少泻，并可酌情施以艾灸，能利湿止带。

吼喘之症嗽痰多，若用金针疾自和，

俞府乳根一样刺，气喘风痰渐渐磨。

哮喘病症见咳嗽、多痰，针刺俞府、乳根穴，疗效较好，各种症状都会逐渐消失。

伤寒过经犹未解，须向期门穴上针，

忽然气喘攻胸膈，三里泻多须用心。

伤寒顺经传变仍未能缓解，则应针刺期门穴防其传变。忽然发作气喘，胸膈不畅，可针泻足三里以理气宽胸。

脾泻之症别无他，天枢二穴刺休差，

此是五脏脾虚疾，艾火多添病不加。

脾泻一证没有其他的办法，只有针刺双侧天枢穴，因为这种病是脾虚所致，所以可以重灸。

口臭之疾最可憎，劳心只为苦多情，

大陵穴内人中泻，心得清凉气自平。

口臭病最惹人厌烦，病因是情志不畅，思虑过度，针泻大陵、人中穴，可使心内清凉，气机通畅平和。

穴法深浅在指中，治病须臾显妙功，

劝君要治诸般疾，何不当初记玉龙。

医生手下要掌握针刺的深浅补泻，治病就能收到立竿见影的效果。以后在临床上会遇到各种各样的病症，奉劝大家习诵玉龙歌，必有裨益。

15. 玉龙赋

【出处】 本歌始见于明代高武的《针灸聚英》，是总辑《玉龙歌》的要旨，撷其精华以赋的形式编写而成。不但更易习诵，而且所介绍的范围更广，包括内科、外科、妇科、儿科、五官科疾病，其中处方取穴的规律，又多是疗效卓著、切合实用者。历代均将本赋推崇为具有指导性的针灸文献之一，直至现在，临证取穴时，大多不出这个范围。

全文介绍了102个穴位治疗多种病症的经验。其中头面五官和颈项背部的疾患21症，内伤外感21症，痔疝大小便和其他疾患17症。在治疗上，着重于表里经的配合和八脉交会穴、俞募穴的使用。

【歌赋】

夫参博以为要，辑简而舍繁，总玉龙以成赋，信金针以获安。原夫卒暴中风，囟门、百会；脚气连延，里、绝、三交。头风鼻渊，上星可用；耳聋腮肿，听会偏高。攒竹、头维，治目痛、头痛；乳根、俞府，疗气嗽痰哮。风市、阴市，驱腿脚之乏力；阴陵、阳陵，除膝肿之难熬。二白医痔瘘，间使剿疟疾。大敦去疝气，膏肓补虚劳。天井治瘰疬瘾疹，神门治呆痴笑咷（táo）。

咳嗽风痰，太渊、列缺宜刺；尪羸（wāngléi）喘促，璇玑、气海当知。期门、大敦，能治坚痃疝气；劳宫、大陵，可治心闷疮痍。心悸虚烦刺三里，时疫疥（jiē）疟寻后溪。绝骨、三里、阴交，脚气宜此；睛明、太阳、鱼尾，目症凭兹。老者便多，命门兼肾俞而着艾；妇人乳肿，少泽与太阳之可推。身柱蠲（juān）嗽，能除脊（lǔ）痛；至阴却疟，善治神疲。长强、承山，灸痔最妙；丰隆、肺俞，痰嗽称奇。风门主伤冒寒邪之嗽，天枢理感患脾泄之危。

风池、绝骨，而疗乎伛偻；人中、曲池，可治其痿伛。期门刺伤寒未解，经不再传；鸠尾针癫痫已发，慎其妄施。阴交、水分、三里，蛊胀宜刺；商丘、解溪、丘墟，脚痛堪追。尺泽理筋急之不用，腕骨疗手腕之难移。肩脊痛兮，五枢兼于背缝；肘挛痛兮，尺泽合于曲池。风湿传于两肩，肩髃可疗；壅热盛乎三焦，关冲最宜。手臂红肿，中渚、液门要辨；脾虚黄疸，腕骨、中脘何疑。伤寒无汗，攻复溜宜泻；伤寒有汗，取合谷当随。

欲调饱满之气逆，三里可胜；要起六脉之沉匿，复溜称神。照海、支沟，通大便之秘；内庭、临泣，理小腹之。天突、膻中医喘嗽，地仓、颊车疗口喎。迎香攻鼻窒为最，肩井除臂痛如拿。二间治牙疼，中魁理翻胃而即愈；百劳止虚汗，通里疗心惊而即瘥。大小骨空，治眼烂能止冷泪；左右太阳，医目疼善除血翳。心俞、肾俞，治腰肾虚乏之梦遗；人中、委中，除腰脊痛闪之难制。太溪、昆仑、申脉，最疗足肿之迍（zhūn）；涌泉、关元、丰隆，为治尸劳之例。

印堂治其惊搐，神庭理乎头风。大陵、人中频泻，口气全除；带脉、关元多灸，肾败堪攻。腿脚重疼，针髋骨、膝关、膝眼；行步艰楚，刺三里、中封、太冲。取内关与照海，医腹疾之块；搐迎香于鼻内，消眼热之红。肚痛秘结，大陵合外关与支沟；腿风湿痛，居髎兼环跳与委中。上脘、中脘，治九种心痛；赤白带下，求中极之异同。

又若心虚热壅，少冲明于济夺；目昏血溢，肝俞辨其实虚。当心传之玄要，究手法之疾徐。或值挫闪疼痛之不定，此为难拟定之可祛。辑管见以便诵读，幸高明而无哂诸。

【白话解】

夫参博以为要，辑简而舍繁，总玉龙以成赋，信金针以获安。

我通过反复的临床实践，博览古今医籍和"玉龙歌"，择其要点，删繁就简，编撰而成"玉龙赋"，使人们认识针灸祛病保平安的方法。

原夫卒暴中风，囟门、百会；脚气连延，里、绝、三交。

对突然发作的中风，取囟门、百会穴治疗；脚气病缠绵不愈，足三里、绝骨、三阴交是常用的有效穴位。

头风鼻渊，上星可用；耳聋腮肿，听会偏高。

头风头痛，鼻渊流浊涕、头痛，取上星穴；耳聋腮肿，取听会穴是高明的用法。

攒竹、头维，治目痛头痛；乳根、俞府，疗气嗽痰哮。

攒竹、头维二穴相配，可以治疗头痛、目痛。乳根、俞府二穴相配，可以治疗哮喘、咳嗽痰多等症。

风市、阴市，驱腿脚之乏力；阴陵、阳陵，除膝肿之难熬。

风市、阴市二穴，对于感受风寒湿邪引起的股膝麻痹、迈步困难很有效；阴陵泉、阳陵泉二穴，对于膝关节肿痛之症，疗效显著。

二白医痔瘘，间使剿疟疾。

经外奇穴二白穴专用治痔瘘，间使穴治疟疾。

大敦去疝气，膏肓补虚劳。

大敦穴治疝气是针到病除的效穴。膏肓穴是主治各种虚劳病及慢性疾患的要穴。

天井治瘰疬瘾疹，神门治呆痴笑咷。

天井穴能治疗瘰疬、瘾疹；神门穴对于哭笑无常的痴呆病人效果较好。

咳嗽风痰，太渊、列缺宜刺；尪羸喘促，璇玑、气海当知。

咳嗽多痰，宜刺太渊、列缺穴；枯瘦如柴的气喘病人，取璇玑、气海穴，疗效很好。

期门、大敦，能治坚痃疝气；劳官、大陵，可治心闷疮痍。

期门、大敦穴上下呼应，可散结、行气、疏肝、散寒、止痛，治疗痞块疝气；劳官、大陵穴，可以治疗心胸烦闷及疮疡之症。

心悸虚烦刺三里，时疫疾疟寻后溪。

心悸、心烦虚证针刺足三里，疟疾发作取后溪穴，有显著疗效。

绝骨、三里、阴交，脚气宜此；睛明、太阳、鱼尾，目症凭兹。

绝骨、足三里、三阴交三穴相配，不论干湿脚气病，均可医治；睛明、太阳、鱼尾（丝竹空）三穴，可治疗眼病。

老者便多，命门兼肾俞而着艾；妇人乳肿，少泽与太阳之可推。

老年人小便不禁、尿意频数、夜尿多等，可取命门及肾俞穴等艾灸，效果较好；妇女乳腺炎，可取少泽、太阳穴治疗。

身柱蠲嗽，能除脊痛；至阴却疸，善治神疲。

身柱穴可祛除咳嗽之症，还能治疗脊梁骨痛；至阴穴能治疗黄疸病，还善治精神疲劳之症，有健脾胃、清热退黄、振奋精神之效果。

长强、承山，灸痔最妙；丰隆、肺俞，痰嗽称奇。

艾灸长强、承山二穴，治疗痔疮效果最好；丰隆、肺俞二穴相配，治咳嗽痰喘有奇效。

风门主伤冒寒邪之嗽。

风门穴对感受寒邪导致的咳嗽效果较好。

天枢理感患脾泄之危。

天枢穴对脾胃病消化不良所致的泄泻效果很好，可刺可灸。

风池、绝骨，而疗乎伛偻；人中、曲池，可治其痿偻。

筋脉拘急，成为背曲身俯，难以伸直的形态，可取风池、绝骨二穴为主治要穴；人中、曲池穴，可以治疗肌肉痿弱无力、脊背弯曲的病证。

期门刺伤寒未解，经不再传；鸠尾针癫痫已发，慎其妄施。

伤寒未解，可以针刺期门穴，使这一经的证候不至于传为其他经的证候，病可因此而转愈；癫痫发作，可针刺鸠尾穴，但这个穴部位较为特殊，针刺时有一定的危险性，应谨慎。

阴交、水分、三里，蛊胀宜刺；商丘、解溪、丘墟，脚痛堪追。

三阴交、水分、足三里三穴相配，可治疗各种虫、水臌胀病；足关节附近肿胀灼热，剧烈疼痛，商丘、解溪、丘墟三穴相配合，自可发挥相得益彰的妙用，使病痊愈。

尺泽理筋急之不用，腕骨疗手腕之难移。

尺泽穴对于上肢筋脉拘挛，不能自由伸屈运用的病有效；腕骨穴对于手腕无力或疼痛、活动不利的病均有疗效。

肩脊痛兮，五枢兼于背缝；肘挛痛兮，尺泽合于曲池。

肩背脊柱疼痛，可取五枢、脊缝穴治疗；肘关节周围筋肉挛急，屈伸不利，并有肿胀疼痛的现象，尺泽、曲池相配，可发挥舒筋镇痛的疗效。

风湿传于两肩，肩髃可疗。

风湿病侵袭到两个肩关节，肩髃穴是不可少的效穴。

壅热盛乎三焦，关冲最宜。

三焦热盛，取关冲穴效果最好。

手臂红肿，中渚、液门要辨；脾虚黄疸，腕骨、中脘何疑。

手臂红肿，中渚配以液门穴，可以治疗；慢性发作，或体力衰竭，长期不愈，属于阴黄之类的黄疸，可以取腕骨、中脘穴治疗，能补虚祛黄。

伤寒无汗，攻复溜宜泻；伤寒有汗，取合谷当随。

外感风寒，如果无汗，针泻复溜；如果有汗，则取合谷穴治疗。

欲调饱满之气逆，三里可胜；要起六脉之沉匿，复溜称神。

足三里可以治疗胸腹胃脘部胀满，气逆不舒之证；对于病邪入于少阴，六脉沉伏之病，取复溜有神效。

照海、支沟，通大便之秘；内庭、临泣，理小腹之膜。

照海、支沟二穴相配，可以祛除大便秘结、排便困难的症状；内庭、临泣二穴，治疗小腹胀满效果好。

天突、膻中医喘嗽；地仓、颊车疗口㖞。

天突、膻中穴，可以治疗咳嗽气喘病；地仓、颊车相配，可以治疗口角㖞斜。

迎香攻鼻窒为最，肩井除臂痛如拿。

鼻塞不通可以取迎香穴，肩井穴对于臂痛之症可以针到病除。

二间治牙疼，中魁理翻胃而即愈；百劳止虚汗，通里疗心惊而即瘥。

二间穴治疗牙龈红肿疼痛之症，中魁穴治疗翻胃呕恶均能立见神效；百劳穴能祛除虚劳病的自汗盗汗，通里穴能够治疗心惊的病。

大小骨空，治眼烂能止冷泪；左右太阳，医目疼善除血翳。

大小骨空穴，能够治疗睑缘溃烂、流泪的病；两侧太阳穴可治疗眼睛疼及血脉贯布，遮满黑睛，不能视物的病。

心俞、肾俞，治腰肾虚乏之梦遗；人中、委中，除腰脊痛闪之难制。

心俞、肾俞相配可以治疗腰虚困乏，梦遗病；人中、委中相配，可以治疗脊背强痛、腰痛腰酸及外伤闪挫所引起的腰背痛。

太溪、昆仑、申脉，最疗足肿之迍；涌泉、关元、丰隆，为治尸劳之例。

太溪、昆仑、申脉穴，最长于治疗足肿、行走困难的病；涌泉、关元、丰隆穴，可以治疗尸劳病（肺痨）。

印堂治其惊搐，神庭理乎头风。

印堂穴治疗惊风抽搐，神庭穴治疗头风痛效果很好。

大陵、人中频泻，口气全除；带脉、关元多灸，肾败堪攻。

针泻大陵、人中穴，能祛除口臭；多灸带脉、关元二穴，可治疗肾虚之疾。

腿脚重疼，针髋骨、膝关、膝眼；行步艰楚，刺三里、中封、太冲。

腿脚发沉、疼痛，针刺髋骨、膝关、膝眼；走路艰难、痛楚，针刺足三里、中封和太冲穴。

取内关于照海，医腹疾之块；搐迎香于鼻内，消眼热之红。

内关配照海，治疗气血痰浊在腹内凝结而成的痞块之类的病；眼目红赤之实证，用三棱针刺入内迎香（经外奇穴），血出热泄，病可立愈。

肚痛秘结，大陵合外关与支沟；腿风湿痛，居髎兼环跳与委中。

大陵、外关、支沟穴相配，可以治疗腹痛、大便秘结；两腿风湿疼痛，取居髎、环跳、委中三穴，疗效很好。

上脘、中脘，治九种心痛；赤白带下，求中极之异同。

上腹、前胸部的疼痛，可以针刺上脘、中脘穴治疗；赤带、白带的病因性质虽是各异，但在中极穴施行治疗，却能同样获得满意的效果。

又若心虚热壅，少冲明于济夺；目昏血溢，肝俞辨其实虚。

如果心内虚热壅盛，应取少冲穴，或补或泻，自可获得一定的疗效；视物模糊不清，眼目充血的病，不论虚实，都可取肝俞穴治疗。

当心传之玄要，究手法之疾徐。

我们接受了先哲遗留下来的丰富经验，包括其中的高深学理和主要的治疗原则，再能进一步研究操作手法的快慢补泻，就可在临床上实际应用了。

或值挫闪疼痛之不定，此为难拟定之可祛。

如果遇到挫闪等外伤，出现疼痛，除了一般常用的经穴之外，即以痛处为穴，亦可获得祛邪止痛的功效，这是难以拟定部位的。

辑管见以便诵读，幸高明而无哂诸。

就我短浅的见解所及，选辑编成"玉龙赋"，以便于初学者记诵阅读，如有未尽完善之处，希望高明者不要见笑。

16. 通玄指要赋

【出处】 选自《针经指南》，元代窦汉卿著。本赋又名《流注指要赋》，重点介绍了根据经络辨证论治的取穴规律。选穴着重于肘膝以下的井、荥、俞、经、合、原66穴。本篇归纳的有效治法，由博返约，深入浅出，指出了其中主要关键。只要深入体会，就不难掌握针灸处方取穴的规律。本篇作为医学研究和临床实践的准绳，所以称为"通玄指要赋"，有重要临床参考价值。

【歌赋】

必欲治病，莫如用针。巧运神机之妙，工开圣理之深。外取砭针，能蠲邪而扶正；中含水火，善回阳而倒阴。

原夫络别支殊，经交错综，或沟池溪谷以歧异，或山海丘陵而隙共。斯流派以难揆，在条纲而有统。理繁而昧，纵补泻以何功？法捷而明，曰迎随而得用。

且如行步难移，太冲最奇。人中除脊膂之强痛，神门去心性之呆痴。风伤项急，始求于风府；头晕目眩，要觅于风池。耳闭须听会而治也，眼痛则合谷以推之。胸结身黄，取涌泉而即可；脑昏目赤，泻攒竹以偏宜。

但见两肘之拘挛，仗曲池而平扫；四肢之懈惰，凭照海以清除。牙齿痛，吕细堪治；头项强，承浆可保。太白宣通于气冲，阴陵开通于水道。腹膨而胀，夺内庭兮休迟；筋转而痛，泻承山而在早。大抵脚腕痛，昆仑解愈；股膝疼，阴市能医。痫发癫狂兮，凭后溪而疗理；疟生寒热兮，仗间使以扶持；期门罢胸满血膨而已，劳宫退胃翻心痛亦何疑！

稽夫大敦去七疝之偏坠，王公谓此；三里却五劳之羸瘦，华佗言斯。固知腕骨祛黄，然骨泻肾，行间治膝肿目疾，尺泽去肘疼筋紧。目昏不见，二间宜取；鼻窒无闻，迎香可引。肩井除两臂难任；丝竹疗头疼不忍。咳嗽寒痰，列缺堪治；眵䁾冷泪，临泣尤准。髋骨将脚痛以祛残，肾俞把腰疼而泻尽。以见越人治尸厥于维会，随手而苏。文伯泻死胎于阴交，应针而陨。

圣人于是察麻与痛兮，实与虚。实则自外而入也，虚则自内而出欤！故济母而裨其不足，夺子而平其有余。观二十七之经络，一一明辨。据四百四之疾症，件件皆除。故得夭枉都无，跻斯民于寿域；几微已判，彰经古之玄书。

抑又闻心胸病，求掌后之大陵；肩背患，责肘前之三里。冷痹肾败，取足阳明之土；连脐腹痛，泻足少阴之水。脊间心后者，针中渚而立痊；胁下肋边者，刺阳陵而即止。头项痛，拟后溪以安然；腰背疼，在委中而已矣。夫用针之士，于此理苟能明焉，收祛邪之功，而在捻指。

【白话解】

必欲治病，莫如用针。巧运神机之妙，工开圣理之深。外取砭针，能蠲邪而扶正；中含水火，善回阳而倒阴。

治病之法中，针灸疗法较其他疗法有独特之处。针灸能治愈疾病，主要是从整体出发，辨证论治，以精巧的针术，运转生理活动上的神机之妙，以平复功能失常的病理现象。擅长于针灸的医者，将古代博大精深的医学理论继往开来，从实践中发挥它的真正价值。用砭石从体表进行刺激，能蠲除病邪，扶补正气；针道之中有阴阳五行的大道理，针术能使阳厥者阳回，使阴竭者阴复，济世活人。

原夫络别支殊，经交错综，或沟池溪谷以歧异，或山海丘陵而隙共。斯流派以难揆，在条纲而有统。理繁而昧，纵补泻以何功？

法捷而明，曰迎随而得用。

经络中的十五络脉，有纲的含义，将不同的支脉分别联系起来，由络脉作为传注的纽带。十二经脉相连贯或数经相交，构成了错综的循行通路，经络上的穴位就像沟池溪谷、山海丘陵一样处在孔隙或凹陷中。经络系统的流注复杂，是难以分辨记忆清楚的，但经络系统又是统一有序的。如果不理解这些复杂的规律，即使运用了补泻手法，也难获得满意的疗效。针灸治疗的方法很多，准确应用迎随针法是一种简明而有捷效的治疗方法。

且如行步难移，太冲最奇。人中除脊膂之强痛，神门去心性之呆痴。风伤项急，始求于风府；头晕目眩，要觅于风池。耳闭须听会而治也，眼痛则合谷以推之。胸结身黄，取涌泉而即可；脑昏目赤，泻攒竹以偏宜。但见两肘之拘挛，仗曲池而平扫；四肢之懒惰，凭照海以清除。牙齿痛，吕细堪治；头项强，承浆可保。太白宣通于气冲，阴陵开通于水道。腹膨而胀，夺内庭兮休迟；筋转而痛，泻承山而在早。大抵脚腕痛，昆仑解愈；股膝疼，阴市能医。痫发癫狂兮，凭后溪而疗理；疟生寒热兮，仗间使以扶持；期门罢胸满血膨而可已，劳宫退胃翻心痛亦何疑！

至于足痛行步困难，可取太冲；脊柱两侧肌肉强痛用人中；心性痴呆用神门；风邪致颈项强痛取风府；头晕目眩取风池；耳聋取听会；眼痛取合谷；胸部热结身黄，取涌泉；脑昏目赤，泻攒竹；两肘拘挛，取曲池；四肢懒惰乏力，取照海；牙痛，取太溪；头项强，取承浆；凡是气上冲胸用太白穴可宣降；阴陵泉穴可以开通水道治水肿病；腹膨胀，取内庭；腿肚转筋取承山，用泻法；脚腕痛，取昆仑；股膝痛，取阴市；癫狂痫，取后溪；疟疾寒热往来，取间使；胸满、血结膨胀满，取期门；翻胃、呕恶、心痛，取劳宫。

稽夫大敦去七疝之偏坠，王公谓此；三里却五劳之羸瘦，华佗言斯。固知腕骨祛黄，然骨泻肾，行间治膝肿目疾，尺泽去肘疼筋紧。目昏不见，二间宜取；鼻窒无闻，迎香可引。肩井除两臂难任；丝竹疗头疼不忍。咳嗽寒痰，列缺堪治；眵䁻冷泪，临泣尤准。髋骨将脚痛以祛残，肾俞把腰疼而泻尽。以见越人治尸厥于维会，随手而苏。文伯泻死胎于阴交，应针而陨。

考查了古代医籍的记载，大敦可治七疝之睾丸偏坠，王焘的《外台秘要》中有这样的记载；足三里可治五劳之羸瘦，华佗验案中有记载；腕骨可治黄疸；然骨可泻肾；行间可治膝肿和目疾；尺泽可治肘疼筋紧；目昏不见，取二间；鼻窒不闻香臭，取迎香；肩井可治疗两臂疼痛不能负重；丝竹空可治疗头疼；咳嗽寒痰可取列缺；眼屎凝积、冷泪可取头临泣；髋骨部居髎、环跳可治疗脚疼；肾俞可治疗腰疼；扁鹊治疗虢太子尸厥病，使弟子子阳取百会穴，病人随着针刺而苏醒；徐文伯用刺三阴交的方法，使怀孕后胎死腹中的妇女排出死胎。

圣人于是察麻与痛兮，实与虚。实则自外而入也，虚则自内而出欤！故济母而裨其不足，夺子而平其有余。观二十七之经络，一一明辨。据四百四之疾症，件件皆除。故得夭枉都无，跻斯民于寿域；几微已判，彰经古之玄书。

圣人检查病人肢体的麻木和疼痛，分虚证和实证，实证即外感六淫之邪中人，从外而入；虚即指内伤虚损气血不足，是自内而出。因此，在补母泻子法中虚则补其母穴，实则泻其子穴。十二正经和十五络脉，要分别清楚。古代记载针灸能治疗的404种疾病，都要一一验证治愈，这样，就不会有夭折和误伤性命的事发生，老百姓就能尽其天年。以上微妙的针灸理论已经分析明白，我不过是阐发古代医籍所载的深奥理论罢了。

抑又闻心胸病，求掌后之大陵；肩背患，责肘前之三里。冷痹肾败，取足阳明之土；连脐腹痛，泻足少阴之水。脊间心后者，针中渚而立瘥；胁下肋边者，刺阳陵而即止。头项痛，拟后溪以安然；腰背疼，在委中而已矣。夫用针之士，于此理苟能明焉，收祛邪之功，而在捻指。

我又听说：心胸病，取掌后大陵；肩背疾患，取肘前手三里。寒湿所侵，致使肾气不足的腰背痹痛，取足阳明胃经合土穴足三里；感受风寒之邪，致使脐腹疼痛，泻足少阴肾经合水穴阴谷。脊间心后痛，取中渚；胁下肋边的疾病，取阳陵泉。头项痛，取后溪；腰脚疼，取委中。针灸医生如果能深入研究本篇所述的针灸理论，心中豁然明了，然后运用于临床，就易如捻指搓针了。

第四部分　流注针法歌赋

1. 拦江赋

【出处】　选于《针灸聚英》，明代高武著。本赋名"拦江"是强调其针法有力挽狂澜之功。赋中阐述了担截二法的运用等内容，有参考价值。

【歌赋】

担截之中数几何？有担有截起沉疴。我今咏此拦江赋，何用三车五辐歌。先将八法为定例，流注之中分次第。胸中之病内关担，脐下公孙用法拦。头部须还寻列缺，痰涎壅塞及咽干，噤口喉风针照海，三棱出血刻时安。伤寒在表并头痛，外关泻动自然安。眼目之症诸疾苦，更须临泣用针担。后溪专治督脉病，癫狂此穴治还轻。申脉能除寒与热，头风偏正及心惊。耳鸣鼻衄胸中满，好把金针此穴寻；但遇痒麻虚即补，如逢疼痛泻而迎。

更有伤寒真妙诀，三阳须要刺阳经，无汗更将合谷补，复溜穴泻好施针。倘若汗多流不绝，合谷收补效如神。四日太阴宜细辨，公孙、照海一同行，再用内关施截法，七日期门妙用针。但治伤寒皆用泻，要知《素问》坦然明。

流注之中分造化，常将水火土金平。水数亏兮宜补肺，水之泛滥土能平。春夏井荣宜刺浅，秋冬经合更宜深。天地四时同此数，三才常用记心胸，天地人部次第入，仍调各部一般匀。夫弱妇强亦有克，妇弱夫强亦有刑；皆在本经担与截，泻南补北亦须明。经络明时知造化，不得师传枉费心，不遇至人应莫度，天实岂可付非人。按定气血病人呼，重搓数十把针扶，战提摇起向上使，气自流行病自无。

【白话解】

担截之中数几何？有担有截起沉疴。我今咏此拦江赋，何用三车五辐歌。

针刺补泻的方法有多少种啊！根据病情分别用补法或者泻法就

能治疗顽固的病症。我吟咏的拦江赋，短小精悍实用，不必要长篇大论的讲述。

先将八法为定例，流注之中分次第。胸中之病内关担，脐下公孙用法拦。头部须还寻列缺，痰涎壅塞及咽干，噤口喉风针照海，三棱出血刻时安。伤寒在表并头痛，外关泻动自然安。眼目之症诸疾苦，更须临泣用针担。后溪专治督脉病，癫狂此穴治还轻。申脉能除寒与热，头风偏正及心惊。耳鸣鼻衄胸中满，好把金针此穴寻；但遇痒麻虚即补，如逢疼痛泻而迎。

先以奇经八脉的八脉交会穴为例，根据气血流注的顺序次第介绍应用。胸中的病取内关，脐下腹中的病取公孙。头部疼痛等疾患选列缺，有痰涎壅塞，咽干、咽肿痛，张口困难则加针照海穴，用三棱针刺出血就有效验。外感风寒表证头疼痛，泻外关即安康。眼疾选足临泣。后溪穴专治督脉病症，针刺可治癫痫狂。申脉能治寒热往来，偏正头痛，以及心惊症，耳鸣流鼻血，胸中满闷。一般病人痒、麻木是虚证，针用补法，而疼痛多属实证，应该用泻法。

更有伤寒真妙诀，三阳须要刺阳经，无汗更将合谷补，复溜穴泻好施针。倘若汗多流不绝，合谷收补效如神。四日太阴宜细辨，公孙、照海一同行，再用内关施截法，七日期门妙用针。但治伤寒皆用泻，要知《素问》坦然明。

针刺治疗伤寒有妙诀。病在太阳、阳明、少阳时主要取阳经的腧穴治疗。若伤寒无汗针刺补合谷、泻复溜。若伤寒表虚汗多，单补合谷即效果如神。伤寒四日传太阴，应仔细辨证施治，取公孙、照海外加手厥阴内关穴针刺补泻，就可阻断传变达到治疗的目的。在伤寒七日应取期门穴针刺。伤寒外感疼痛发热之类都要采用针刺泻法，这其中的道理在《素问》中论述得非常明白。

流注之中分造化，常将水火土金平。水数亏兮宜补肺，水之泛滥土能平。春夏井荥刺宜浅，秋冬经合更宜深。天地四时同此数，三才常用记心胸，天地人部次第入，仍调各部一般匀。

在用针刺治疗疾病时要注意气血流注的各种变化，如时辰地域等，注意五行生克的平衡。肾水亏补肺金，水饮为病补脾土，其余类推。四季之中春夏季节及井穴和荥穴都宜浅刺；而秋冬季节和经穴、合穴宜深刺。针刺时进针要分天部（浅）、人部（中）和深部

（即地部）依次加深，在手法上补泻各部都要调匀。

　　夫弱妇强亦有克，妇弱夫强亦有刑；皆在本经担与截，泻南补北亦须明。经络明时知造化，不得师传枉费心，不遇至人应莫度，天实岂可付非人。按定气血病人呼，重搓数十把针扶，战提摇起向上使，气自流行病自无。

　　总的说，阳弱阴盛会发生病变，而阴弱阳盛也会有病症出现，都可以采用补本经经穴或泻本经经穴调节阴阳达到平衡，也可采用五行调补的办法。（泻南火补北水，而影响东方木、西方金和中央土，称泻南补北）学习针灸的方法首先要明白经络，另外又要有名师传授才能真正掌握。切记要掌握病人的呼吸和气血的流注变化，采用捻转、搓摇和提插的手法，使气血恢复正常的流注循行，则病自然痊愈。

2. 十二经纳天干歌

　　【出处】　出处不详。此歌说明了天干与脏腑、经络相配属的关系，在子午流注针法中，在逐日按时、循经取穴应用方面，主要以天干地支来作为经穴和日时的符号。所以必须掌握天干与脏腑、经络的配合原则，本歌赋即为此编写而成。

　　【歌诀】　甲胆乙肝丙小肠，丁心戊胃己脾乡，
　　　　　　　庚属大肠辛属肺，壬属膀胱癸肾脏，
　　　　　　　三焦亦向壬中寄，包络同归入癸方。

　　【白话解】　每一个天干代表一个（有的代表两个）脏腑和一条（或两条）经脉。其关系是：甲为胆，乙为肝，丙为小肠，丁为心，戊为胃，己为脾，庚为大肠，辛为肺，壬为膀胱与三焦，癸为肾与心包。

　　【按语】　明代张介宾在《类经图翼》十二经纳甲歌中提出将"三焦亦向壬中寄，包络同归入癸方"改为"三焦阳腑须归丙，包络从阴丁火旁"。后世在子午流注纳子法的子母补泻配穴法中，都按张介宾的十二经纳甲关系进行配穴。

3. 十二经纳地支歌

【出处】 选自《针灸大成》，明代杨继洲著。此歌说明了一天中有十二个时辰与十二条经脉相配属的关系，是子午流注纳子法的理论基础和配穴方法的依据。

十二经的气血，从中焦开始，上注于肺经，经过大肠……终于肝经，再返回肺经，周而复始。这个流注顺序以一天来说，是从寅时起，经过卯、辰、巳、午……止于丑时，周而复始，两者相配即称十二经纳地支。

【歌诀】 肺寅大卯胃辰宫，脾巳心午小未中，
申胱酉肾心包戌，亥焦子胆丑肝通。

【白话解】 子午流注针法的开穴，分有纳干法、纳支法两种。纳支法又称广义的纳支法，它是以一天中的十二地支时辰配十二经来取穴。寅时为肺经，卯时为大肠经，辰时为胃经，巳时为脾经，午时为心经，未时为小肠经，申时为膀胱经，酉时为肾经，戌时为心包经，亥时为三焦经，子时为胆经，丑时为肝经。

4. 八法歌

【出处】 选自《针灸大成》，明代杨继洲著。八法歌，又名灵龟八法歌，是利用八脉交会穴，结合八卦①、九宫②学说，按时取穴的一种方法，也是以时间为主要因素，属于时间针法的一种。

【歌诀】 坎一③联申脉，照海坤二五④，
震三属外关，巽四临泣数，
乾六是公孙，兑七后溪府，
艮八系内关，离九列缺主。

【注释】 ①八卦：八卦是《易经》中八种基本图形，由"—"和"--"符号组成。"—"代表阳，"--"代表阴，是取阴阳之象，结合自然现象组合而成。它们是：

乾为天作☰卦；坤为地作☷卦；

坎为水作☵卦；离为火作☲卦；

巽为风作☴卦；震为雷作☳卦；

艮为山作☶卦；兑为泽作☱卦。

②九宫：是根据八卦，同时结合九宫数、方位组成。此九宫数正如此歌所述：坎一、坤二、五、震三、巽四、乾六、兑七、艮八、离九。

③坎一：坎（kǎn）在八卦中为水，其卦象为☵。九宫数中代数为一。八卦与九宫是灵龟八法的重要组成部分。

④二五：八卦中坤在九宫中代表数是二和五。

【白话解】 灵龟八法的开穴，是以日干支、时干支的代表数相加，再被9（阳日）、6（阴日）除，其余数代表穴位。

九宫八卦中的坎代表一，与八脉交会穴申脉相联；坤代表二、五，与照海相联；震代表三，与外关相联；巽代表四，与足临泣相联；乾代表六，与公孙相联；兑代表七，与后溪相联；艮代表八，与内关相联；离代表九，与列缺相联。

5. 八脉交会八穴主治歌[①]

【出处】 选自《针灸指南》，金元窦汉卿著。本歌论述了奇经八脉八穴的交会关系，熟记本歌对临床及研究灵龟八法均有帮助。临床很有用，扩大了八脉八穴的用法。

【歌诀】 公孙冲脉胃心胸[②]，内关阴维下总同，
临泣胆经连带脉，阳维目锐[③]外关逢，
后溪督脉内眦项[④]，申脉阳跷络亦通，
列缺任脉行肺系，阴跷照海膈喉咙[⑤]。

【注释】 ①八脉交会八穴主治歌：本歌在《针灸聚英》中称"经脉交会八穴歌"，内容相同。

②胃心胸：指脾经、心包经、冲脉、阴维四经在经脉循行路线中相合的部位，以及公孙、内关主治的病位。

③目锐：原《八法交会八脉》篇中是："合于目锐眦、耳后、颊、颈、肩。"编歌诀时以"目锐"简称。

④内眦项：原《八法交会八脉》篇中是："合于目内眦、颈项、耳、肩膊、小肠、膀胱。"指小肠、膀胱、督脉、阳跷四经在循行路线中相合的部位，以及后溪、申脉主治的病位。

⑤膈喉咙：原《八法交会八脉》篇中是："合于肺系、咽喉、胸膈。"指肺、肾、任、阴跷四经在循行路线中相合的部位，以及列缺、照海主治的病位。

【白话解】 公孙（属脾经，与冲脉相通）和内关穴（属手厥阴心包经，与阴维相通）相配，主要能主治胃、心、胸部疾病。

足临泣（属胆经，与带脉相通）和外关穴（属手少阳三焦经，与阳维相通）相配，主要能主治目外眦、耳、颊、颈、肩五个部位的疾病。

后溪（属手太阳小肠经，与督脉相通）与申脉穴（属足太阳膀胱经，与阳跷脉相通）相配，主要能主治目内眦和颈项、耳、肩、小肠、膀胱等部位和经络的病症。

列缺（属手太阴肺经，与任脉相通）与照海穴（属足少阴肾经，与阴跷脉相通）相配，主要能主治肺系、咽喉、胸膈三个部位的病症。

6. 八法①交会歌

【出处】《针灸大成》，明代杨继洲著。本歌是将《八法交会八脉》篇中奇经八穴的四组交会腧穴以歌括体裁写出，便于背诵记忆。

【歌诀】 内关相应是公孙，外关临泣总相同，
列缺交经通照海，后溪申脉亦相从。

【注释】 ①八法，即奇经八脉。《针灸大全·标幽赋》注："八法者，奇经八脉也。"根据奇经八脉及其相关经络循行和主治病症的某些特点，可将奇经八脉与其相通的八个腧穴分为四组，每组两个交会腧穴的主治范围大致相似，故称"相应"。

【白话解】 阴维脉与手厥阴心包经内关穴相通，冲脉与足太阴脾经的公孙相通，两穴的主治范围大致相似。

阳维脉与手少阳三焦经的外关相通，带脉与足少阳胆经的足临泣相通，两穴的主治范围大致相似。

任脉与手太阴肺经的列缺穴相通，阴跷脉与足少阴肾经的照海穴相通，两穴的主治范围大致相同。

督脉与手太阳小肠经的后溪穴相通，阳跷脉与足太阳膀胱经的申脉相通，两穴的主治范围大致相同。

7. 八脉配八卦歌

【出处】 出处不详。本篇前半部分是重复归纳了"八法歌"的内容，以提示对八法的重视与强调。

【歌诀】 乾属公孙艮内关，巽临震位外关还，
离居列缺坤照海，后溪兑坎申脉联。
补泻浮沉分逆顺，随时呼吸不为难，
仙传秘诀神针法，万病如拈立便安。

【白话解】 每一条奇经与十二经中的一个腧穴相联系，这八个与奇经相联系的腧穴叫八脉八穴或奇经八穴。灵龟八法和飞腾八法就是按时取这八穴的，灵龟八法中所用的奇经八穴，都需和八卦相配属，故统称为奇经纳卦法。其配属关系如下：

八卦中的乾属公孙（属足太阴脾经，与冲脉相通），艮属内关（属手厥阴心包经，与阴维脉相通），两穴治疗疾病相似。

八卦中的巽属足临泣（属足少阳胆经，与带脉相通），震属外关（属手少阳三焦经，与阳维脉相通），两穴治疗疾病相似。

八卦中的离属列缺（属手太阴肺经，与任脉相通），坤属照海（属足少阴肾经，与阴跷脉相通），两穴治疗疾病相似。

八卦中的兑属后溪（属手太阳小肠经，与督脉相通），坎属申脉（属足太阳膀胱经，与阳跷脉相通），两穴治疗疾病相似。

根据人体经气的浮沉以定针刺的深浅、补泻。补泻中又有迎随

补泻，即随着经络循行方向进行针刺为随，为顺；迎着经络循行的方向进行针刺，为迎，为逆。还有呼吸补泻。

根据不同的时间季节而采用不同的针法，这种方法称为时间配穴法。

以上是神仙传下来的针法秘诀，治疗百病可使痊愈。

8. 徐氏子午流注逐日按时定穴歌

【出处】 本歌选自《针灸大全》，明代徐凤著。此歌概述了子午流注逐日按时开穴的规律，全歌以日干从甲日到癸日按顺序排列，共10节。其内容包括子午流注开井穴；阳日阳时开阳经穴，阴日阴时开阴经穴；返本还原；及日干重见气纳三焦、血归包络等子午流注开穴的基本原则。

【歌诀】 甲日戌时胆窍阴，丙子时中前谷荥，
戊寅陷谷阳明俞，返本丘墟木在寅，
庚辰经注阳溪穴，壬午膀胱委中寻，
甲申时纳三焦水，荥合天干取液门。
乙日酉时肝大敦，丁亥时荥少府心，
己丑太白太冲穴，辛卯经渠是肺经，
癸巳肾宫阴合谷，乙未劳宫火穴荥。
丙日申时少泽当，戊戌内庭治胀康，
庚子时在三间俞，本原腕骨可祛黄，
壬寅经火昆仑上，甲辰阳陵泉合长，
丙午时受三焦木，中渚之中仔细详。
丁日未时心少冲，己酉大都脾土逢，
辛亥太渊神门穴，癸丑复溜肾水通，
乙卯肝经曲泉合，丁巳包络大陵中。
戊日午时厉兑先，庚申荥穴二间迁，
壬戌膀胱寻束骨，冲阳土穴必还原，
甲子胆经阳辅是，丙寅小海穴安然，
戊辰气纳三焦脉，经穴支沟刺必痊。

己日巳时隐白始，辛未时中鱼际取，
癸酉太溪太白原，乙亥中封内踝比，
丁丑时合少海心，己卯间使包络止。
庚日辰时商阳居，壬午膀胱通谷之，
甲申临泣为俞木，合谷金原返本归，
丙戌小肠阳谷火，戊子时居三里宜，
庚寅气纳三焦合，天井之中不用疑。
辛日卯时少商本，癸巳然谷何须忖，
乙未太冲原太渊，丁酉心经灵道引，
己亥脾合阴陵泉，辛丑曲泽包络准。
壬日寅时起至阴，甲辰胆脉侠溪荥，
丙午小肠后溪俞，返求京骨本原寻，
三焦寄有阳池穴，返本还原似嫡亲，
戊申时注解溪胃，大肠庚戌曲池真，
壬子气纳三焦寄，井穴关冲一片金，
关冲属金壬属水，子母相生恩义深。
癸日亥时井涌泉，乙丑行间穴必然，
丁卯俞穴神门是，本寻肾水太溪原，
包络大陵原并过，己巳商丘内踝边，
辛未肺经合尺泽，癸酉中冲包络连，
子午截时安定穴，留传后学莫忘言。

【白话解】

甲日戌时胆窍阴，丙子时中前谷荥，
戊寅陷谷阳明俞，返本丘墟木在寅，
庚辰经注阳溪穴，壬午膀胱委中寻，
甲申时纳三焦水，荥合天干取液门。

胆经甲日开穴规律：

甲戌时开胆经的井金穴足窍阴，丙子时开小肠经的荥水穴前谷，戊寅时开胃经的输木穴陷谷和胆经的原穴丘墟（过胆原，返本还原），庚辰时开大肠经的经火穴阳溪，壬午时开膀胱经的合土穴委中，甲申时日干重见开三焦经的荥水穴液门。

乙日酉时肝大敦，丁亥时荣少府心，

己丑太白太冲穴，辛卯经渠是肺经，

癸巳肾宫阴合谷，乙未劳宫火穴荣。

肝经乙日开穴规律：

乙酉时开肝经井木穴大敦，丁亥时开心经荣火穴少府，己丑时开脾经的输穴太白和肝经的原穴太冲（过肝原，返本还原），辛卯时开肺经的经金穴经渠，癸巳时开肾经的合水穴阴谷，乙未时开心包经的荣火穴劳宫。

丙日申时少泽当，戊戌内庭治胀康，

庚子时在三间俞，本原腕骨可祛黄，

壬寅经火昆仑上，甲辰阳陵泉合长，

丙午时受三焦木，中渚之中仔细详。

小肠经丙日开穴规律：

丙申时开小肠经的井金穴少泽，戊戌时开胃经的荣水穴内庭，可治疗腹胀；庚子时开大肠经的输木穴三间和小肠经的原穴腕骨（过小肠原，返本还原），可治疗诸黄证；壬寅时开膀胱经的经火穴昆仑，甲辰时开胆经的合土穴阳陵泉，丙午时开三焦经的输木穴中渚。

丁日未时心少冲，己酉大都脾土逢，

辛亥太渊神门穴，癸丑复溜肾水通，

乙卯肝经曲泉合，丁巳包络大陵中。

心经丁日开穴规律：

丁未时开心经的井木穴少冲，己酉时开脾经的荣水穴大都，辛亥时开肺经的输土穴太渊和心经的原穴神门（过心原，返本还原），癸丑时开肾经的经金穴复溜，乙卯时开肝经的合水穴曲泉，丁巳时开心包经的输土穴大陵，此为血归包络的原则。

戊日午时厉兑先，庚申荣穴二间迁，

壬戌膀胱寻束骨，冲阳土穴必还原，

甲子胆经阳辅是，丙寅小海穴安然，

戊辰气纳三焦脉，经穴支沟刺必痊。

胃经戊日开穴规律：

戊午时开胃经的井金穴厉兑，庚申时开大肠经的荣水穴二间，壬戌时开膀胱经的输木穴束骨和胃经的原穴冲阳（过胃原，返本还原），甲子时开胆经的经火穴阳辅，丙寅时开小肠经的合土穴小海，戊辰时开三焦经的经火穴支沟。

己日巳时隐白始，辛未时中鱼际取，
癸酉太溪太白原，乙亥中封内踝比，
丁丑时合少海心，己卯间使包络止。

脾经己日开穴规律：

己巳时开脾经的井木穴隐白，辛未时开肺经的荥火穴鱼际，癸酉时开肾经的输土穴太溪和脾经的原穴太白（过脾原，返本还原），乙亥时开肝经的经金穴中封，丁丑时开心经的合水穴少海，己卯时开心包经的经金穴间使。

庚日辰时商阳居，壬午膀胱通谷之，
甲申临泣为俞木，合谷金原返本归，
丙戌小肠阳谷火，戊子时居三里宜，
庚寅气纳三焦合，天井之中不用疑。

大肠经庚日开穴规律：

庚辰时开大肠经的井金穴商阳，壬午时开膀胱经的荥水穴通谷，甲申时开胆经的输木穴足临泣和大肠经的原穴合谷（过大肠原，返本还原），丙戌时开小肠经的经火穴阳谷，戊子时开胃经的合土穴足三里，庚寅时开三焦经的合土穴天井。

辛日卯时少商本，癸巳然谷何须忖，
乙未太冲原太渊，丁酉心经灵道引，
己亥脾合阴陵泉，辛丑曲泽包络准。

肺经辛日开穴规律：

辛卯时开肺经的井木穴少商，癸巳时开肾经的荥水穴然谷，乙未时开肝经的输土穴太冲和肺经的原穴太渊（过肺原，返本还原），丁酉时开心经的经金穴灵道，己亥时开脾经的合水穴阴陵泉，辛丑时开心包经的合水穴曲泽。

壬日寅时起至阴，甲辰胆脉侠溪荥，
丙午小肠后溪俞，返求京骨本原寻，
三焦寄有阳池穴，返本还原似嫡亲，
戊申时注解溪胃，大肠庚戌曲池真，

壬子气纳三焦寄，井穴关冲一片金，
关冲属金壬属水，子母相生恩义深。

膀胱经壬日开穴规律：

壬寅时开膀胱经的井金穴至阴，甲辰时开胆经的荥水穴侠溪，丙午时开小肠经的输木穴后溪和膀胱经的原穴京骨（过膀胱原，返本还原），以及三焦经的原穴阳池（过三焦经原，三焦寄壬），戊申时开胃经的经火穴解溪，庚戌时开大肠经的合土穴曲池，壬子时开三焦经的井金穴关冲，关冲穴性属金，壬属水，两者是子母相生的关系。

癸日亥时井涌泉，乙丑行间穴必然，
丁卯俞穴神门是，本寻肾水太溪原，
包络大陵原并过，己巳商丘内踝边，
辛未肺经合尺泽，癸酉中冲包络连，
子午截时安定穴，留传后学莫忘言。

肾经癸日开穴规律：

癸亥时开肾经的井木穴涌泉，乙丑时开肝经的荥火穴行间，丁卯时开心经的输土穴神门和肾经的原穴太溪（过肾原，返本还原）、心包经的原穴大陵（过包络原，包络入），己巳时开脾经的经金穴商丘，辛未时开肺经的合水穴尺泽，癸酉时开心包经的井木穴中冲。

子午流注按时取穴的方法，留传给后世的学者，要牢牢记住，不要忘记。